不生病的真相

神奇的細胞平衡修復法

邱小益◎著

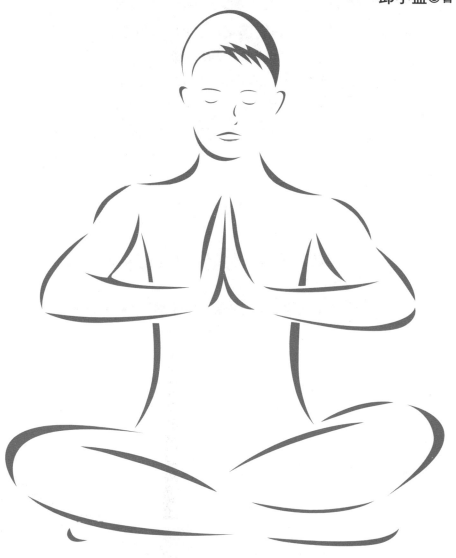

　　如果我說人一生要活100歲，不一定大家都同意我的觀點，但如果我說，人一生要活就要健康地活著，恐怕沒有一個人反對我的觀點。那麼我們有沒有私下問過自己：我健康嗎？

　　根據世界衛生組織的定義：「健康不僅是沒有疾病和衰弱，而是指生理、心理和社會適應能力的完好狀態。」

　　一個人要達到這種健康狀態是非常難的，但我們都在孜孜以求，大多數人都或多或少的知道一些增進健康的方法，只是缺少系統的、科學的、深入的研究而已。為此，世界衛生組織制定了10項健康標準，假使你有決心增進自己的健康，請針對這10項標準，好好自我檢查一下。

　　1.充沛的精力，能從容不迫的擔負日常生活和繁重工作，而不覺過分緊張與疲勞。

　　2.處事樂觀、態度積極、樂於承擔責任，工作效率高。

　　3.善於休息，睡眠好。

　　4.應變能力強，能夠適應外界環境的各種變化。

　　5.能夠抵抗各種傳染病。

　　6.體重適中，身材勻稱。

　　7.眼睛明亮、反應敏捷、眼瞼不易發炎。

　　8.牙齒清潔，無蛀齒，牙齦顏色正常，無出血現象。

　　9.頭髮有光澤，無頭皮屑。

　　10.肌肉結實，皮膚有彈性。

　　以上10個指標，一般人都不可能十全十美，必須先弄清楚

自己究竟在哪些方面有問題。讀者可以用一支紅筆，在有困難的項目做一個標記，看究竟困難有幾個。

說到這裡，希望讀者不要一直讀下去，如果你沒有認真地想一想這健康的10個指標，讀下去收效不會太大的。一個人只有發現具體的問題且迫切需要解決時，在這種時候去讀書，才會收到最好的效果。因此建議針對以上的10個健康標準，好好自我檢查一下，至少要再做一次。

好了，當發現問題，接下來要做什麼呢？答案就是找到解決問題的方法。

首先，我們發現以上10個健康方面的問題，不論是哪個問題都和營養素的平衡有關係，也就是說，如果任何營養素不平衡，都會影響健康。而我們說的「營養素平衡」，總結起來包括以下8個方面：

1.氨基酸（蛋白質）平衡、2.脂肪平衡、3.碳水化合物（糖）平衡、4.維生素平衡、5.礦物質（常量元素與微量元素）平衡、6.纖維素平衡、7.水平衡、8.植物營養素平衡

前面的7種營養素，大家應該都能理解，因為教科書和大部分科普讀物均有介紹。植物營養素是最近幾年科學的新發現，是指植物中所含的非營養素類生物活性物質，學術界也稱之為植物化學物質，因為具有來源天然、安全並兼具某種或某些生理功能等特點，被譽為「植物給人類的禮物」。

但除了營養素平衡還是不夠的，「充沛的精力」需做到

能量平衡;「處事樂觀」需做到心理平衡;「善於休息,睡眠好」需做到睡眠平衡;「能夠適應外界環境的各種變化」需做到環境平衡;「能夠抵抗各種傳染病」需做到免疫平衡和基因平衡;「體重適中」需做到內分泌平衡;「眼睛明亮、牙齒清潔、頭髮有光澤」需做到抗氧化平衡;「肌肉結實」需做到運動平衡。由此可見,除了營養素平衡以外,我們還需關注的平衡有如下幾點:

1.能量平衡、2.心理平衡、3.睡眠平衡、4.環境平衡、5.免疫平衡、6.基因平衡、7.內分泌平衡、8.抗氧化平衡、9.運動平衡

這些平衡是什麼?如何去做?就是本書要講解的內容。

如果你全部知道了這些內容,並能對健康的10個指標維護得很好,那你就不需要這本書;反之,就是需要了。

假使你真有心改進你的健康狀況,就不要偷懶。首先為自己準備一個健康日記本,逐項記下你認為要改善的每一個問題,並且把自己的經驗也記錄下來。接下來,你一面看書,一面研究你自己的狀況;一面看書中所講的方法能不能解決你的問題,一面又把你自己的經驗所得記錄在你的健康日記本上。如果任何一個人能這樣實行,在21天之內,你的健康狀況就可以得到驚人的進步。

邱小益

中國醫學科學院北京天壇醫院和北京神經外科研究所任主治醫師

CONTENTS

CONTENTS

第6章 維生素平衡與健康 / 101

第7章 氨基酸平衡與健康 / 118

CONTENTS

CONTENTS

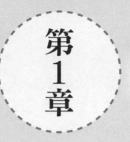

第1章

健康之法的探索

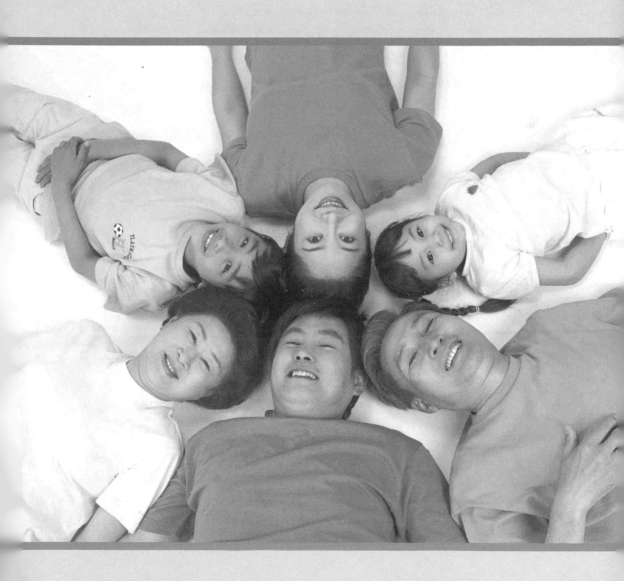

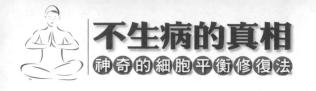
從人類誕生的那天起，追求健康的腳步就從來沒有停歇過。可以這樣說，人類發展的歷史，就是健康之法探索的歷史。到今天，有非常多的健康之法已經被人類發現，並應用到人類的生活中，對人類健康的保障起到了重大的作用，例如人們知道的「西醫」、「中醫」、「傳染病醫學」和「健康管理醫學」等，就是這些健康之法中的瑰寶。其他如自然療法、元素平衡療法、順勢療法、精油療法、水療、磁療、按摩療法、運動療法、音樂療法、氣功療法、反射療法、瑜伽療法、芳香療法、阿育吠陀醫學療法、能量療法、指壓療法、自我肯定療法、呼吸療法、放鬆療法等，均在不同層面上對人類的健康產生了一定的推動作用，然而是不是所有的健康之法已經全部被發現了呢？「西醫」和「中醫」等健康之法再往前發展會是什麼景況？我們追求的健康實質是什麼？這一系列問題正是醫學向前發展的巨大動力。以下，我們來簡單瞭解一下這些已經被發現的健康之法。

西方醫學療法

在現代社會，西方醫學療法被簡稱為「西醫」。西醫的發展經歷了神道醫學、經驗醫學和現代醫學三個階段。

神道醫學（Magical or Religious Medicine）

在遠古時代為主流醫學，對疾病的認識停留在神靈思想上，他們認為人之所以生病，比如頭痛、眩暈、癲狂、神志不清等，是因為受到了神靈的懲罰，或者是有某種魔鬼侵入了人的軀體，那麼去除魔鬼的方法是什麼呢？就是「巫術」，表現為「降神」、「咒語」、「法式」等。

經驗醫學（Empirical Medicine）

又稱「感性醫學」，是在古埃及象形文字發明（西元前3000年前）前後逐步形成。伊姆霍特普（Imhotep）醫生（西元前2600年）就是這個時期的傑出代表，代表作為《愛德恩史密斯外科手術手稿》（Edwin H. Smith Surgical Papyrus），他被尊稱為古埃及醫學之祖。經驗醫學醫生認為，人之所以生病，是因為醫生感覺到患者的身體出了問題，那麼去除病魔的方法就是：醫生運用自己的感官，對患者所表現的症狀進行直接觀察、描述，再結合自己和他人的經驗，使用藥物或輔助治療，幫助患者獲得疾病的緩解，基本上排除了超自然因素（魔鬼、神靈）致病的可能，在西醫的發展上是一個巨大突破。

現代醫學（Scientific Medicine）

又稱「理性醫學」、「求證醫學」、「實驗醫學」、「生物醫學模式」等，至今有2000多年發展的歷史。現代醫學的鼻祖被公認為是希波克拉底（Hippocrates，西元前460～370），大多數人知道希波克拉底，是因為著名的《希波克拉底誓言》和《希波克拉底文集》。希波克拉底對西醫的偉大貢獻在於他摒棄了「超自然」鬼神致病理論，開創了現代求證醫學的研究和實踐，首次將醫學作為一個獨立的學科進行研究，而不是將其視為哲學的神力，從此開創了西醫發展的新篇章。

現代醫學的醫生認為，人之所以生病，是醫生基於實驗研究的發現，檢測出患者的身體出了問題，那麼去除病魔的方法就是：以生物科學為基礎，結合其他自然科學，醫生運用大量的新技術、新方法、新的科研成果，對患者有病的器官進行藥物或手術或其他輔助治療，幫助患者獲得疾病的緩解，完全排除了超自然因素（魔鬼、神靈）致病的可能。

現代醫學發展的歷史長河，是成千上萬的科學家嘔心瀝血研究的

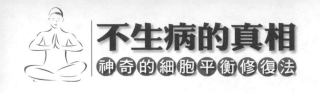
結果，有的甚至付出了自己寶貴的生命。在這條漫漫的長河中，具有發展里程碑意義的有：希波克拉底形成和推廣「體液病理學」、「四元素學說」和「靈氣學說」；安德里亞‧維薩利於1543年發表《人體構造論》，建立了人體解剖學；之後威廉‧哈威醫生建立了心血管解剖學；莫甘尼建立了病理解剖學和器官病理學；列文·虎克在17世紀發明了200倍的顯微鏡，開啟了「微生物學」的光輝時代；到了18世紀，法國的瑞萊‧萊奈克醫生發明了聽診器，奧地利歐文‧布魯格醫生發明了叩診；進入19世紀，西方醫學進入快步發展時期，查理斯‧達爾文發表著名的《物種起源》；湯瑪斯‧愛迪生發明燈泡，開啟現代生活方式；魯道夫‧維爾蕭建立細胞病理學；威爾海姆‧倫琴發明X射線；威廉‧莫頓開啟外科麻醉學；路易‧巴斯德發明著名的「巴斯德滅菌法」（Pasteurization），開啟「傳染病學」和「疫苗」推廣的新時代，預防醫學開始成為立法和行政的問題，同時勞動衛生學、營養和食品衛生學、學校衛生學相繼產生；19世紀中葉，英國南丁格爾（Nightingale F.）於1860年創立護士學校，傳播其護理學思想，提高護理地位，使護理學成為一門科學；進入20世紀，眾多的諾貝爾生理與醫學獎獲獎者見證了西方醫學的飛速發展，其中最為大眾熟知的就是亞歷山大‧弗萊明，他發明了「青黴素」（Penicilin），並因此與霍華德‧福洛里和恩斯特‧凱恩共同獲得1945年諾貝爾生理與醫學獎。

在現代醫學的發展過程中，研究越來越細，對細胞的研究越來越深入，比如細胞生物學、細胞遺傳學、細胞營養學、腫瘤細胞學等已經成為現代醫學基礎研究的主流，於是細胞成為20世紀和21世紀西醫研究的主要戰場。由細胞的基礎研究引發臨床研究的細分越來越明確，內科、外科、婦科、兒科等分工越來越細。

內科學：方法是透過病史詢問或面談後進行體格檢查，根據病史

與檢查所見做實驗診斷與影像檢查，以期在眾多鑑別診斷中排除可能性較低者，獲得最有可能的診斷；獲得診斷後，內科的治療方法包含追蹤觀察、生活方式、藥物、介入性治療（如心導管、內視鏡）等，根據患者的狀況調整藥物之使用，防止並處理副作用及併發症。

外科學：外科疾病往往需要以手術或手法處理作為主要手段來治療，因此，手術就成為外科所特有的一種治療方法。手術範圍擴大到身體各個部位，並且向深、難發展，因此促使外科不得不進行更細的分工，在外科範圍內除了普通外科（包括腹部外科）外，分別成立了顱腦、胸腔、心血管、泌尿、矯形、整形、創傷、燒傷、腫瘤、小兒外科、神經外科等，有的還建立顯微外科器官移植等專科。人們也往往把是否需要手術治療作為區別內科還是外科疾病的標準，但外科學並不等於手術學，手術只是外科疾病治療方法中的一種。

婦科學：是以診療女性婦科病為主的專業科室，女性生殖系統所患的疾病才叫婦科疾病。婦科疾病的種類可分很多種，常見的有：子宮肌瘤、卵巢囊腫、陰道炎、宮頸炎、宮頸糜爛、盆腔炎、附件炎、功能性子宮出血、乳腺疾病、不孕症、月經不調等等。

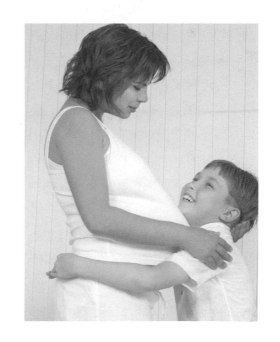

兒科學：傳統兒科服務的對象限於14歲以下的兒童，2002年在北京召開的第23屆國際兒科大會，明確將兒科服務

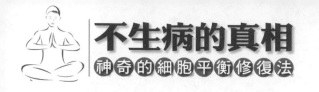

的對象認定為18歲以下的兒童，明確兒科學的研究對象為自胎兒到青春期的兒童。這些處在不斷發育之中的個體不僅其正常解剖生理具有特點，各系統疾病在發病年齡、病因、臨床表型、評估方法、診斷、治療等多方面均與成年人有很大區別。兒科學研究的範圍相應地擴展了兩個領域，即胎兒科學和青春期兒科學。

西醫對人類的健康作出了巨大且不容磨滅的貢獻，隨著西醫2000多年的不斷發展，在健康之法大家庭中，已經積累了強大的優勢，表現在：西醫本身對大自然以及客觀事物的認識的態度是客觀的、實事求是的，對待每一個問題也都是細微嚴謹的，一切理論都是建立在牢固的客觀實際和反復論證的基礎上，並且對於一些疾病來說，尤其是在急症方面、在傳染病方面，西醫治療具有立竿見影的效果。

然而隨著發展，西醫也逐漸暴露出一些缺陷，受到人們質疑的主要表現為以下幾個方面。

1.整體醫學（Holistic Medicine）觀念逐漸缺失。

2.更早期疾病的診斷，即對未病的診斷缺乏有力的武器。

3.社會現象對醫生的影響，極大地影響了醫療水準的發揮。

4.人類生存環境對健康的影響力，比如空氣污染對健康的危害，西方醫學能夠發揮的作用越來越有限。

5.醫療事故的死亡率居高不下。

6.不合理用藥、西藥的耐藥性和西藥的毒副作用成為大眾的詬病。

7.西醫對很多慢性病如高血壓、心臟病、腦血栓、神經系統疾病、糖尿病、腫瘤等，即便診斷明確也很難根治，治療時顯得不盡如人意。

8.西醫對病毒性感染，如B肝、愛滋病等在治療時顯得力不從心。

9.西醫對一些疑難雜症更是無從著手，在治療時顯得異常尷尬。

中國傳統醫學療法

中國傳統醫學又簡稱「中醫」，產生於原始社會，春秋戰國時中醫理論已經基本形成，出現了解剖和醫學分科，已經採用「四診」，治療法有砭石、針刺、湯藥、艾灸、導引、布氣、祝由等；西漢時期，開始用陰陽五行解釋人體生理，出現了「醫工」、金針、銅鑰匙等；東漢出現了著名醫學家張仲景，他已經對「八綱」（陰陽、表裡、虛實、寒熱）有所認識，總結了「八法」；華佗則以精通外科手術和麻醉名聞天下，還創立了健身體操「五禽戲」；唐代孫思邈總結前人的理論並總結經驗，收集5000多個藥方，並採用辨證治療，因醫德最高，被人尊為「藥王」；唐朝以後，中國醫學理論和著作大量外傳到高麗、日本、中亞、西亞等地；兩宋時期，宋政府設立翰林醫學院，醫學分科接近完備，並且統一了中國針灸由於傳抄引起的穴位紊亂，出版《圖經》；金元以後，中醫開始沒落；明清以後，出現了溫病派時方派，逐步取代了經方派中醫；在明朝後期成書的李時珍的《本草綱目》標誌著中藥藥理學沒落；同一時期，蒙醫、藏醫受到中醫的影響，在朝鮮東醫學也得到了很大的發展，例如許浚撰寫了《東醫寶鑑》；自清朝末年，中國受西方列強侵略，國運衰弱，同時現代醫學（西醫）大量湧入，嚴重衝擊了中醫發展，中國出現許多人士主張醫學現代化，中醫學受到巨大的挑戰，人們開始使用西方醫學體系的思維模式加以檢視，中醫學陷入存與廢的爭論之中，同屬中國醫學體系的日本漢方醫學、韓國的韓醫學亦是如此。

中醫發展數千年，受到很多人追捧是毋庸置疑的，最明顯的方面

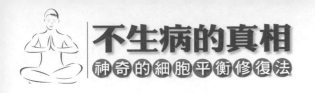

可以總結為以下幾點。

1.**整體性**：中醫注重人體的整體性，中醫認為人體是一個有機整體，是由若干臟器和組織、器官所組成的，各個組織、器官都有著各自不同的功能，決定了機體的整體性。

2.**統一性**：中醫認為人與自然是統一的，自然界存在著人類賴以生存的必要條件。自然界的變化可直接或間接地影響人體，而機體則相應地產生反應，在功能上相互協調，相互為用，在病理上則相互影響。

3.**標本兼治性**：中醫講究調理，在治標的同時也要治本，治療後不易復發，且對患者機體功能傷害小。

當然不可迴避的是，中醫因為一些缺陷常受到他人的攻擊，被攻擊的主要有：中醫治療過程長；對急性疾病發作缺乏有效治療手段；有些治療手段缺乏有力的科學證據等。

自然療法

自然療法是應用與人類生活有直接關係的物質與方法，如食物、空氣、水、陽光、體操、睡眠、休息以及有益於健康的精神因素，如希望、信仰等來保持和恢復健康的一種科學藝術。自然療法起源於18世紀和19世紀的西方替代醫學，自然療法這一術語直到19世紀末才開始使用，但其哲學指導思想可追溯到西元前400年醫學中的希波克拉底學派。

自然療法受到人們追捧的方面，主要表現在：

簡：簡單易行。

便：使用方便。

實：對防病治病、保健養生有一定的實用價值。

新：在傳統醫學理論基礎上有所創新。

無：對絕大多數人無不良反應。

自然療法受到人們攻擊的缺陷方面，主要表現在：自然療法的各種治療方法，有一定的局限性和適應範圍，有的只能有輔助治療作用；對於一些疾病缺乏有效治療手段。

元素平衡療法

元素醫學是從元素角度研究病因、治療用藥及保健方法的醫學科學分支，這是隨現代醫學、藥學、營養學、環境科學等學科的發展而興起的一門交叉學科，與量子生物學、規範模式理論、病理學密切相關，或是本學科的基礎。

流行病學研究的進步，使學者們日益認識到疾病與環境因素關係密切。環境因素包括整個地球的環境因素，及區域內土壤、水質、食物結構等外界因素，也包括人體內甚至是細胞內結構不完善或失衡等內在因素。

近年研究已經證實，體內某種元素缺乏或過剩均會使人患病，如缺鐵患貧血，缺鋅會發育不良、智力欠佳，缺鉻易患心血管病，缺錳患皮膚瘙癢，缺硒患克山病等；相反，硒過高患脫髮、脫甲症，鉈過高亦患脫髮症等。不同的元素也會對人體功能、智力、體格、性格、性情起不同的調節作用。癌症及其他疑難症患者的細胞內亦與某些元素缺乏有關，治療時亦應考慮元素藥物。在研究人參、何首烏等許多中藥時，也從藥的特殊元素含量方面得到一定程度的解釋。元素醫學與營養學關係密切，與環境醫學的結合亦必將日趨緊密，並為克服危

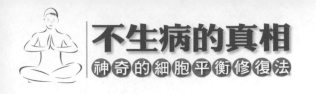

害人類健康的多種疾病做出貢獻。

　　元素平衡療法治療手段簡單，患者受到傷害小。受到攻擊的方面，表現為：缺乏相關嚴格的科學研究，無法確定一些元素缺乏或過量對人體的具體影響；處理不當時有可能對患者身體機能產生不利影響。

┃順勢療法

　　順勢療法是由德國醫生撒母耳・哈尼曼（Samuel Hahnemann）在18世紀創立的，他發現自己在身體健康的情況下服用少量用來治療瘧疾的金雞納樹皮後，會出現類似於瘧疾的發熱。哈尼曼對當時使用的一些治療方法極為反感，如使用毒藥砷和汞以及非常痛苦但效果沒有得到證實的操作，如放血和導瀉。他繼續在他自己和健康的朋友身上試驗其他物質，記錄它們引起的症狀類型，因此，他相信它們也能夠治癒這些症狀。

　　接下來，哈尼曼發明了一種利用這些物質製造非常稀釋的製劑的方法。首先，把某種物質在酒精中浸泡幾個星期，過濾浸泡液得到該物質的「母酊劑」。然後，他使用一些母酊劑通過用水反復稀釋和強烈的搖動（震盪），得到最終的藥劑。直到現在，順勢療法使用者仍然用相同的基本程式來製造藥劑，最後得到的藥劑往往（甚至）不含有原始物質的一個分子。正統的科學認為，這會致使藥劑失去活性，但順勢療法醫師卻聲稱使用這種方法對藥劑進行稀釋和震盪，實際上能夠使它更加有效，似乎劇烈的搖動可以把能量傳輸到水中，並且留下了對原始物質的記憶。順勢療法醫師稱之為強化，根據它們稀釋的次數，這些藥劑能夠得到不同的勢能，常見的勢能級別（以稀釋次數

增加的順序）為6c、12c、30c和200c。藥劑的稀釋次數越少（稱為低勢能），功效越小，作用持續時間越短。除了酊劑之外，現在也有用來口服的糖基藥片、藥丸、顆粒和粉末的順勢療法藥劑，有些也可以做成乳劑或藥膏直接塗在皮膚上。

回溯順勢療法的發展歷程：1790年，德國猶太人哈尼曼醫生開始了順勢療法；1796年，第一批順勢療法書籍誕生；1813年，哈尼曼為俄國戰場上敗退下來的拿破崙士兵治癒了傷寒和霍亂；1827年，FH·金和彼爾·居禮將順勢療法引入英國；1925年創建國際順勢療法學院，英國80%的醫生自願學習另類療法；泰肯特（1849～1916）編著了1423頁的《順勢療法總錄》；1830年，塞巴斯蒂安·德·吉爾迪將順勢療法引入法國；1833年，赫林將順勢療法引入美國；義大利由迪弗雷納於1834年推廣順勢療法；印度自1841年在孟加拉建立順勢療法學院；巴西1843年由伯努瓦開設順勢療法學院；1850年墨西哥由邁洛期和加爾波引進兩所順勢療法醫學院；1979年，世界衛生組織（WHO）公開呼籲世界各國對其進行研究，以彌補現代西醫的不足，減少西藥對人體的毒副作用；1997年，「亞太地區順勢療法學會」主席陳樹楨博士第一次在中國引入順勢療法概念。

順勢療法因為簡單、安全和一定的效果而受到推崇，然而也因為其原理和對某些危重疾病無法單獨有效治癒，大多數情況只能作為輔助治療手段應用而備受質疑。

芳香精油療法

精油（essential oils）是從芳香植物中提取出的揮發性芳香物質，芳香療法正是通過內服或外用，利用吸入體內的植物芳香物質，使人

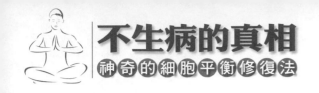
體生理機能和心理失衡得以恢
復。作為最純淨濃縮的植物精
粹，精油因而成為芳香療法的
核心。

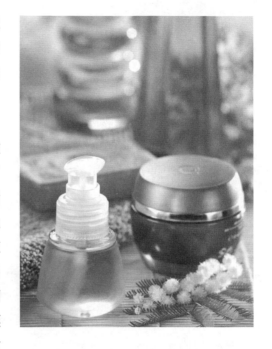

　　精油最早出現在古埃及，
主要用於祭祀，後發展為塗
抹護膚，傳至希臘，則開始了
精油治病和化妝；古羅馬對精
油的狂熱幾乎史無前例，但此
時的精油只是用油浸泡芳香植
物而成，真正意義上的精油出
現於十字軍東征後的阿拉伯國
家，1500～1600年間就能用蒸
餾法生產出170餘種精油；古
老的民族醫學中如印度和北美印第安，精油也早被重視和使用；1928
年Rene Maurice Gatteffosse首次提出AROMATHERAPY（芳香療法）
這一術語後，國外再次重掀精油療法熱潮；1964年法國Tean Vanet發
表《芳香療法》專著，將精油用於創傷、燒傷和情感障礙；而英國
Robert B Tissenand早在這一領域有所探索，此後，法、義、英等國家
就精油對神經系統和睡眠的作用進行了研究；1984年，日本報導了
《芳香療法的藥理效用》論文和《芳香療法之技巧》專著；1998年，
芳香治療師有了國家認定的資格確定，並納入大學正式教學課程，在
歐洲的主要國家，精油醫療納入醫療保險的適用範圍，日本則專設日
本芳香治療師協會。

　　精油受到人們喜愛是因為其對人的想像力有促進作用，對人有抗

菌作用，對人的情緒有鎮靜與覺醒作用，但也因為一些缺陷的地方而
受到質疑，比如過敏、光敏感和治療的局限性等。

水療

水療（hydrotherapy）是利用不同溫度、壓力和溶質含量的水，以
不同方式作用於人體，以防病治病的方法。水療對人體的作用主要有溫
度刺激、機械刺激和化學刺激，按其使用方法可分浸浴、淋浴、噴射
浴、漩水浴、氣泡浴等，按其溫度可分高溫水浴、溫水浴、平溫水浴和
冷水浴，按其所含藥物可分碳酸浴、松脂浴、鹽水浴和澱粉浴等。

早在古希臘時代，西方醫學之父希波克拉底就使用溫泉做治療，
此外古代中國、日本亦有溫泉療法的記載。直到18～19世紀，德國水
療之父Sebastian Kneipp等人發表將水療作為正式醫療用途。今日水療
常用來治療肌肉、骨骼等方面的疾病，而市面上流行的「SPA」亦為
水療的一種。

水療受到推崇的原因主要表現在：改善結腸功能；減輕肝臟負
擔；淨化血液；改善皮膚粗糙、痘、斑的問題；增強免疫和預防婦科
疾病等。其缺陷是水療所需空間較大，設施購置、維護成本較昂貴。

磁療

磁療（magnetotherapy）是以磁場作用於人體治療疾病的方法。磁
場影響人體電流分佈、荷電微粒的運動、膜系統的通透性和生物高分
子的磁矩取向等，使組織細胞的生理、生化過程改變，產生鎮痛、消
腫、促進血液及淋巴循環等作用。磁療的常用方法有：

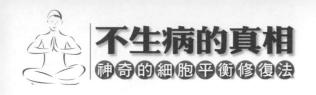
1.**靜磁療法**：用於穴位和病變局部。

2.**動磁療法**：又稱旋磁和脈動磁療法。

3.**磁化水療法和磁針療法等**：臨床常用以治療軟組織損傷、表淺血管瘤、乳腺增生、神經痛、胃腸功能紊亂等。

中國在古代就用磁療治病。20世紀60年代初用鐵氧體磁塊貼敷穴位治高血壓、關節炎等症狀，後來出現了磁療機及衣、帽、鞋、褲、墊等隨身衣物上貼敷磁場的療法，如旋磁法、磁電法、磁針法等。截至目前，中國的磁療已進入多層次、多學科、多水準和深入提高的階段。對磁療的理論、生物效應、臨床適應症、方法學、磁療產品研究等，都有較明確的論證。磁療已成為物理治療的主要方法之一，有許多醫療科技工作者對其機理進行更深一步的研究，多種磁療服飾、磁療睡眠系統正在向高層次發展。

磁療受到推崇的原因表現在其不打針服藥、無創痛、使用方便等。其缺陷為治療的局限性。

按摩療法

按摩是一種流傳比較廣的民間物理療法，有正骨按摩、傷科按摩、小兒按摩、經絡按摩、臟腑按摩、急救按摩、保健按摩、點穴按摩等，其機理為：

1.使局部血管擴張，增加血液和淋巴液等循環，以改善局部組織的營養狀態，促進新陳代謝及滯留體液或病理滲出物的吸收。

2.誘導深部組織的血液流向體表，或使一部分血液淤滯於局部，或使深部組織充血，以減低體內或其他部位的充血現象，促進病理產物的消散。

3.調節肌肉機能，增強肌肉彈性、張力和耐久性，緩解病理緊張並促進排出有毒代謝產物。

4.影響神經機能，使其興奮或鎮靜，振奮精神，或解除疲勞，以達到治療的目的。

按摩療法受到推崇的原因是方法簡便，一張床一塊治療巾即可，且有一定的療效，有些甚至可立竿見影，如腰扭傷，牽拉肘等。當然也有受到質疑的地方，比如按摩的過程中造成按摩傷害、按摩成癮和按摩療法難以斷根等。

運動療法

運動療法是指利用器械、徒手或患者自身力量，通過某些運動方式（主動或被動運動等），使患者獲得全身或局部運動功能、感覺功能恢復的訓練方法。康復醫學所要解決的最常見問題是運動功能障礙，因此運動療法已成為康復治療的核心治療手段，屬於物理療法（physical therapy，PT），著重進行軀幹、四肢的運動，及感覺、平衡等功能的訓練，包括：關節功能訓練、肌力訓練、有氧訓練、平衡訓練、易化訓練、移乘訓練、步行訓練等。

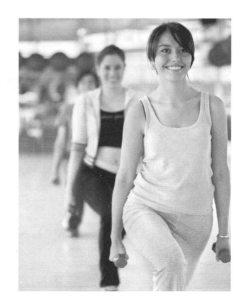

運動療法在應用過程中，不僅僅對肌肉骨骼系統療效顯著，

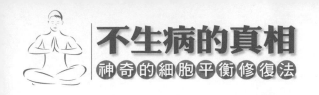

而且在心血管系統、呼吸系統、神經系統和內分泌系統等方面也具有良好的調理作用。然而運動療法受到質疑的表現為：應用不當可能會誘發心絞痛甚至心肌梗死；對視網膜病變者，運動後視網膜出血的可能性增加；對部分糖尿病患者，尤其是1型糖尿病患者，在未很好控制血糖的情況下，運動會使血糖上升，出現尿酮體甚至酮症酸中毒，以及採用胰島素或磺脲類藥物治療的患者，在運動中易發生低血糖等現象。

音樂療法

音樂療法或稱「心理音樂療法」，自上世紀40年代起，人們已逐漸將音樂作為一種醫療手段，在某些疾病的康復中產生一定的效果，如降低血壓、減輕疼痛及消除緊張等；從80年代開始，在精神病學方面也進行了音樂對精神病康復的探索和臨床研究。

概括起來，在起初階段大多採用單純聆聽的形式，稱為「被動聆聽」或「被動感受」；後來發展到既聆聽又有主動參與，如包括簡單樂器操作訓練，還有選擇地按音樂知識學習、樂曲賞析、演唱歌曲、音樂遊戲、音樂舞蹈等而形成綜合性音樂活動。由於形式各異及工作深度不同，因而認知也有所差異，但仍較普遍地認為這種綜合性安排的效果較好於單聽音樂。

音樂療法的對象多數針對具有淡漠、退縮及思維貧乏等陰性症狀者，據稱有較好效果。也有少數試行於抑鬱症、神經症與身心疾病患者。音樂療法的療程一般定為1～2個月，也有以3個月為一療程，每週5～6次，每次1～2小時。

至於音樂療法的作用機理，普遍認為，音樂和歌聲能提高多種病

症患者的心理健康水準，提高患者的認知能力、社交能力，緩解軀體和精神痛苦；在生理上，音樂能引起呼吸、血壓、心臟跳動以及血液流量的變化。有一些類型的音樂還能刺激身體釋放一種內咖啡天然鴉片製劑，可達到鬆弛身心和舒緩疼痛的效果。

氣功療法

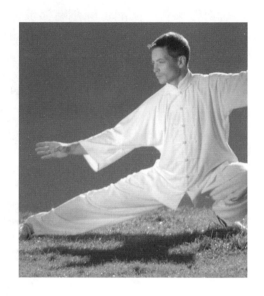

氣功是中國傳統醫藥學的一個重要組成部分，在2000多年前成書的中國現存最早的醫學經典著作《黃帝內經》中，對氣功鍛煉的方法、理論和治療效果等內容都有記載。在《素問》的81篇中，就有10幾篇直接或間接地談到有關氣功方面的內容。可見，在春秋戰國時期以前，氣功已成為一種重要的醫療保健方法。

氣功在歷史上處於民間流傳的狀態，並形成了醫家、儒家、道家、佛家、武家等眾多的流派。醫家氣功強調保健、延年，道家氣功講求性命雙修，佛家氣功講求明心見性，武術氣功則注重強化肌肉，發勁等技擊應用。

反射療法

在《史記》中，司馬遷記述了上古時代，有位摸腳治病的民間醫

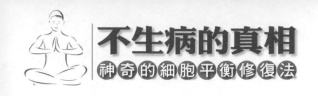
生，名叫俞跗，他治病不用湯液醴酒，僅用「針石撟引、案杌毒熨」雙腳的方法，就能治癒疾病。一直到戰國名醫扁鵲，在治療虢太子屍厥症時，還盛讚俞跗的高超醫技為「一撥見病之應」。但是，由於受到中國兩千多年封建社會的封建意識和風俗習慣的影響，赤裸雙足被認為粗魯不雅，因而這種極有醫療價值的足部按摩療法，逐漸被排斥在正統醫學之外，嚴重地阻礙了其發展。然而在國外，中國的足療法卻被廣泛運用和流傳，日本稱之為「足心道」療法；歐美國家稱之為「反射療法」或「區域療法」，真是牆內開花牆外香。直到1978年後，足部反射區療法才通過各種管道傳回「娘家」。1990年4月，在北京首次舉行了全國足部反射區健康法研討會，政府單位正式同意成立了「中國足部反射區健康法研究會」。

瑜伽療法

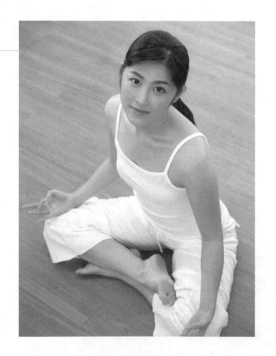

瑜伽術本是一種身心修持術，與宗教無關，可古印度任何宗教都採用。它的最高目的是實現人的一切可能，從精神（小我）與自然（梵，大我，最高意識）的合一（即「梵我一如」），一直到成佛成仙，或者其他教派所說的最高目的，瑜伽術都是被認可的途徑之一。有一段時期進行各種身心修煉的人不管任何派

別，都被尊稱為瑜伽士（Yogi，女性為Yogini）。

瑜伽療法不借助任何藥物，屬於一種自然療法，可以作為藥物療法的一種輔助手段，對慢性的功能性紊亂有一定療效。慢性疾病的產生是由於體內各器官的協調功能出現問題，從而無法有效地抵禦外界致病因素的侵襲。器官和系統的功能以及它們之間的有效協調只有通過重建彼此之間的平衡才能完成。而堅持進行瑜伽練習，可以很好地幫助機體恢復或重新建立各部分之間的平衡，從而有效地治療和預防這些慢性病。

阿育吠陀醫學療法

阿育吠陀（Ayurveda）由兩個字組成：Ayur指生命，Veda為知識、科學之意，因此阿育吠陀一詞的意思為生命的科學。

根據阿育吠陀醫學的觀點，宇宙中包括人體在內的萬物都是由土、水、火、氣和空間（大氣）五種基本元素組成。人體的生長和發展取決於它所獲得的營養，例如食物。食物也由上述五種基本元素組成，經過「生物火」（Agni）的作用而補充身體中的對應元素。

人體作為有機生物體，其組織都是由這五種基本元素組合和轉變而成的。身體健康還是得病取決於整個身體系統是否處於平衡狀態，包括體內各部分是否相互平衡。內在的和外來的因素都可能破壞自然的平衡，進而導致疾病。失衡可以由偏食、不良習慣和無視健康的生活規律而引起，同時，季節反常、不正確的運動、感覺器官的不當應用及身心的不良作用，也會打亂現有的正常平衡狀態。在做出診斷之前，患者的年齡、居住環境、社會及文化背景及其體質都是要考慮的層面。

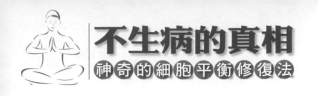

　　診斷的主要手段包括觸摸、檢查和交談，並利用草藥去盈補虧。對疾病的治療主要通過旨在恢復和加強身體機制功能的排毒療法、藥物、合理飲食、運動和養生法等，消除引起身體系統及各組成部分失衡的因素，恢復平衡、強壯體質，預防或減少將來疾病的發生。

能量療法

　　能量治療師相信人體存在生命能量，會通過經絡而運行。能量治療師認為在人的身體周圍還有一個能量身，在人體內存在能量中心。他們認為：由於身體是由不斷運動的亞原子粒子組成的，所以一些身體上的疾病會先顯現在能量身上。壓力和負面情感會使能量滯留或消耗，從而阻礙人體的自然康復過程。治療師們宣稱可以在不接觸身體的情況下發現並解決這些問題。

　　現代量子力學提出，能量是自然存在的根本，所有物質都是由不同振動頻率的能量疊加後的呈現。因此，人們的身體、思想與情緒都是由能量在不同頻率上的振動所組合而成。若這種振動是緊密的，身心就會感覺不舒服或不自在；若這種振動是舒緩的，我們的身心就能夠享受到健康、豐盛、滿足和幸福的生活。

　　能量治療和信仰治療的邊界很模糊，據說信仰治療是自己喚起更高的能量，而能量治療是借助自然的力量。還有一些治療師說他們只是起一個牽引作用，每個人經過一定練習都能具有這種自我治療的功能。

　　目前科學家們只是知道能量治療在一些病例中起作用，但原理還在研究中。

自我肯定療法

自我肯定療法是一種在現代心理治療、心理訓練中廣泛運用的調節身心機能的方法，它的特點在於自己通過積極地自我暗示，即自我肯定療法，使自己的身心機能發生變化。其方法簡單，並且容易達到自助的效果，對增強人的抗病能力，常能有積極正面的作用。在很多情況下，因為某些原因，很多人不願意進行心理諮詢，此時，積極的自我暗示，即自我肯定療法，可以幫助自己進行情緒的調節和思想的轉化。

自我暗示是對自己潛意識或潛能的激發，自我肯定是對自身的一種積極的暗示療法，通過改變自己的情緒與心態來促使自己進行積極的行動來改變周圍與世界的一種方法。

自我肯定其實是我們大多數人都具備的解決自身問題的能力，所謂「心想事成」即屬於積極的自我暗示。自我肯定療法的最佳時間是在最疲憊的時候，或者說意志最薄弱的時候。自我肯定療法一定要心口如一，並且暗示過程中儘量運用想像，選擇好自我暗示的內容，努力達到鬆弛和「凝神」。

第 2 章 細胞不平衡致病的歷史故事

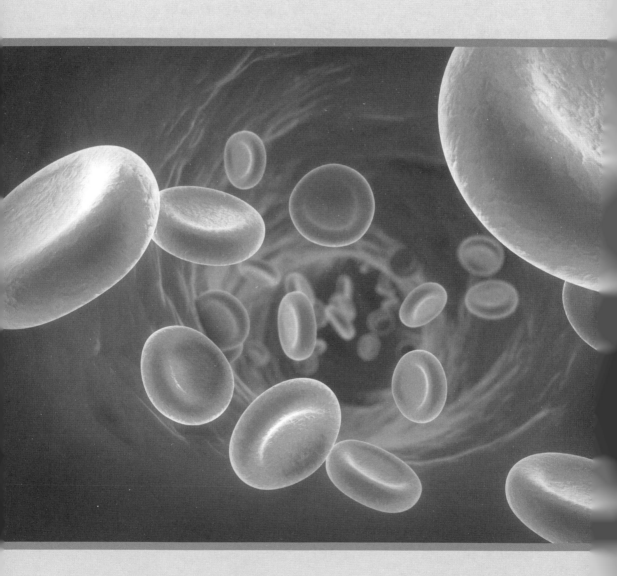

維生素C與壞血病的故事

西元前1550年，埃及的醫學莎草紙卷宗中就有壞血病的記載。《舊約全書》（西元前1100～500年）中提到了壞血病。西元前約450年，希臘的「醫學之父」希波克拉底記述了此病的綜合症狀，即士兵牙齦壞疽、掉牙、腿疼。

1309年，法國的《聖路易的歷史》一書中記述了十字軍東征時有一種對「嘴和腿有侵害的」疾病（壞血病）。

1497年，葡萄牙領航員圍繞好望角航行到印度馬拉巴爾海岸，在航海途中，160個船員因壞血病有100人喪生。

15世紀和16世紀，壞血病曾波及整個歐洲，以致醫生們懷疑是否所有的疾病都是起源於壞血病。

1600～1603年，英國航海家J.Lancaster船長記載了遠航到東印度群島時，他保持了全體水手健康的原因僅僅由於附加了一個「每天早上3匙檸檬汁」的命令。

1747年，英國海軍軍醫在12位患壞血病水手中實驗了6種藥物，發現了柑橘和檸檬有療效。

1768～1771年和1772～1775年各3年的兩次遠航中，英國船長在他的船上備有濃縮的深色菜汁和一桶桶泡菜，並每到一個港口便派人上岸收集各種水果和蔬菜，結果水手們沒有一個死於壞血病。

1907年，挪威的Holst和Rolich進行了用一種缺乏抗壞血酸的食物餵養豚鼠引起壞血病的試驗。1928年在劍橋大學霍普金斯實驗室，匈牙利科學家Szent-Gyorgy從牛腎腺，柑橘和甘藍葉中析出一種物質，他稱這種物質為己糖醛酸，但他沒做抗壞血病影響的實驗。

1932年，匹茲堡大學的Charles Glen King從檸檬汁中析出一種結晶

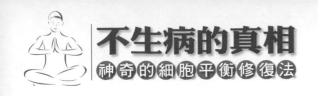

物質，在豚鼠體內具有抗壞血酸活性，這標誌了維生素C的發現。

1933年，瑞士科學家合成了維生素C。

維生素B與腳氣病的故事

1896年，艾克曼發現了一個有趣的現象：這裡不僅是人會得腳氣病，就是家裡養的雞也有得腳氣病的。艾克曼決定用雞來做實驗，探索腳氣病的病理。

起先，艾克曼仍把著眼點放在對「腳氣病病菌」的搜尋上。他把病雞的腳和內臟做成各種切片，在顯微鏡下觀察，又把餵雞的食料作了嚴格的消毒，甚至還精心設計了新的環境良好的雞舍。令人沮喪的是，雞照樣得腳氣病。在他特意建立的養雞場裡，雞常常一批一批地死去。

一天，養雞場的飼養員生病了，新來了一個飼養員代替他。奇怪的事情發生了：在新來的飼養員飼養下，一群病雞慢慢地恢復了健康。這是怎麼一回事呢？艾克曼百思不得其解。過了3個月，原來的飼養員病好了，回到了飼養場裡。更奇怪的事情發生了：雞又開始生起腳氣病來了。這一下，艾克曼豁然開竅：問題一定出在飼養員身上。

經過調查後，艾克曼明白了其中的奧秘。原來，原先那個飼養員是個節儉的人，總是用食堂裡吃剩下來的白米飯餵雞；而那個臨時代替的飼養員可不願意花時間去收集這些剩飯，他用米糠餵雞。於是，艾克曼連忙做了這樣的試驗：他買了一批健康的雞，一半用白米飯餵養，一半用米糠餵養。結果發現，用白米飯餵養的雞很快就生腳氣病了；而用米糠餵養的卻一直很健康。「毫無疑問，腳氣病一定和食物有關」，艾克曼恍然大悟。

我們已經知道，幾乎在這同時，高木也作出了類似的發現。只是，高木的研究到此就中止了，而艾克曼卻還要繼續研究下去。艾克曼斷定，米糠中一定有一種物質可以治癒可怕的腳氣病。他喝了一些米糠浸泡出來的水，自己的腳氣病竟好了。給其他患者喝，也如仙丹一樣，藥到病除。艾克曼又把米糠浸泡出來的水用一種薄膜過濾，發現濾液也能治病。於是他認定，那奇特的物質不但可溶於水，而且是小分子，因為大分子不能透過薄膜。

10年後，波蘭化學家弗克，日本生化學家鈴木、島村和大嶽，分別用不同的方法從米糠中獲得了這種猶如仙丹的奇特物質──一種白色的結晶體。由於它是「維持生命必不可少的要素」，人們稱它為「維生素」。後來，科學家們又發現了和這種維生素相似而功用不同的維生素，把它們歸為一類，稱作B族維生素。按發現的先後，又把這一族裡的各個成員用阿拉伯數字作標記，分別稱作B_1、B_2……B_{17}。前面說的治腳氣病的維生素，因它是最先發現的，所以就稱作維生素B_1了。

1929年，由於艾克曼最先發現了維生素，榮獲了當年度的諾貝爾生理和醫學獎。

維生素D與乳腺癌的預防

路透社一則來自倫敦的健康新聞指出，根據英國科學家在《英國癌症（癌症食品）雜誌》上發表的最新研究結果，乳腺癌患者中出現維生素D利用基因變異的可能性是正常人的兩倍。已經有研究證實，維生素（維生素食品）D有助於預防乳腺癌，有時還可使已經存在的腫瘤縮小。

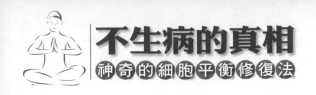
　　這項最新的研究結果是由來自St. George醫學院的研究人員實驗得出的，這就意味著對於那些維生素D受體（VDR）基因存在變異的女性，維生素D對其的保護作用較低。科學家對241名年齡在50～81歲的健康女性和181名年齡在29～91歲的乳腺癌患者進行了調查，主要是瞭解VDR基因的多形性。結果發現攜帶有BsmI基因型的女性，患乳腺癌的危險性是一般人的兩倍，而且也更容易得其他更加危險的腫瘤。研究人員認為，通過這一研究進一步證實了VDR基因的多形性在腫瘤的發病過程中有著十分重要的作用。

　　研究人員認為：儘管維生素D及其類似物在乳腺癌的預防和治療中有著十分重要的作用，對VDR多形性的評價對於區分不同危險性的人群，制定相應的干預措施是至關重要的。

維生素B$_6$與心血管疾病預防

　　據日本厚生勞動省研究小組公佈的最新研究結果顯示，攝取維生素B$_6$可預防心肌梗死等急性心血管疾病，而攝入量少的人比充足的人罹患心肌梗死的危險最多可高出1倍。

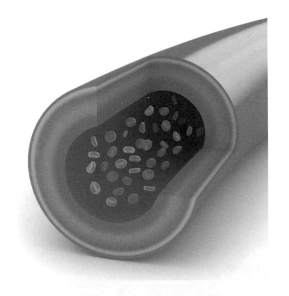

　　日本媒體報導，據研究小組稱，白米飯是日本人攝取維生素B$_6$的最大來源，但一碗米飯只能滿足每日標

準攝入量的約2%，遠不能達標。因此研究小組建議人們還應從富含維生素B_6的魚類和動物肝臟中攝取。

研究小組對岩手、秋田、長野、沖繩4個縣約4萬名40～59歲的男女進行了約11年的跟蹤研究，對維生素B_6、維生素B_{12}、葉酸的攝入量與急性心血管疾病的關係展開了調查研究。結果顯示，上述3種物質的攝入量充足能降低罹患急性心血管疾病的風險，特別是在心肌梗死一病中該傾向較大。據悉，經進一步研究顯示，維生素B_6與急性心血管疾病的關係尤其大。

硒與克山病

硒是1957年後才被確認的生命必需元素。硒被認為有抗癌、抗衰老作用，有防治克山病和大骨節病作用，有阻抗汞、鎘等重金屬和砷的毒性的作用，並有防治心血管病的功效，但過量攝入會出現硒中毒。

硒的適宜攝入量為50 μ g/d，安全量為400 μ g/d。克山病是一種地方性心肌病，大骨節病是一種地方性骨關節病，兩病病因均出自於缺硒，補硒是預防此二病的有效措施。

碘與甲狀腺腫

碘是甲狀腺激素不可或缺的組分。甲狀腺激素是機體傳遞調節資訊，促進機體新陳代謝和生長發育的重要物質。碘本身也具有調節甲狀腺功能和促進機體，特別是神經系統生長發育的功能，但碘過量時也會導致甲狀腺病變。

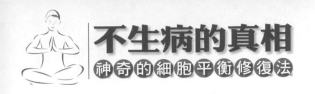

推薦的成人每日碘需要量為100～300μg，安全量為50～500μg。碘缺乏病是分佈最廣的地方病。除冰島外，各國均有分佈。碘缺乏病除熟知的地方性甲狀腺腫、克汀病和亞克汀病外，還包括因缺碘所致的在病區常見的流產、早產、死產、先天畸變、單純聾啞等。

氟與氟斑牙、氟骨症

氟是生命必需元素，它參與骨代謝。適量氟能維持機體正常的鈣磷代謝，有防齲作用，能促進生長發育，並與生殖能力和刺激造血機能有關。但攝入過量則有毒害作用，如造成硬組織損傷，破壞鈣磷代謝，抑制酶活性等，形成地方性氟中毒。氟中毒是一種全身性疾病，但以牙和骨的病變為主，如氟斑牙和氟骨症。

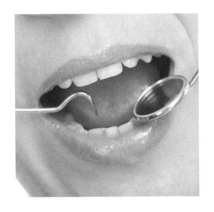

拿破崙與砷中毒之謎

1821年5月5日17時50分，一聲炮響劃破長空，太陽落山了，拿破崙也停止了呼吸，一代偉人隕落，自此，關於拿破崙的死因便成為歷史學家爭論的焦點。

20世紀50年代，瑞典牙醫和毒藥專家佛舒伍德發現了一本重要日記，這本日記是隨拿破崙一起流放到聖赫勒拿島的僕人寫的。他在日

記中寫道，拿破崙去世前「經常失眠，腿部腫脹無力，掉頭髮，偶爾抽搐，總是覺得口渴」。專家在對日記進行仔細研究後認定，以上症狀均與人服食砒霜後的病症相似。隨後，佛舒伍德對自己的結論進行了驗證。

1957年11月，佛舒伍德在哥德堡的圖書館裡讀到一篇新奇的論文，文中說只需用一根頭髮就能分析出砒霜含量。3年後，他專程去巴黎，向拿破崙侍從的後裔索取拿破崙的頭髮……經過23年的努力，佛舒伍德用現代技術鑑定了拿破崙頭髮的化學成分。他發現越是接近頭髮根部，所含的砷就越多。

一般人頭髮中含砷量極低，因為砷是一種有毒的化學元素，而它的化合物——三氧化二砷就是砒霜，砒霜是劇烈的毒藥。拿破崙頭髮中的含砷量比正常人頭髮的含量高出40多倍。後來，美國聯邦調查局和法國巴斯德大學又對拿破崙一根頭髮進行了分析，並從中發現了相當數量的砒霜。這一結果再次證實了拿破崙「中毒」的說法。

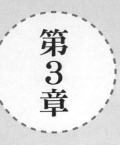

第３章

細胞平衡修復法

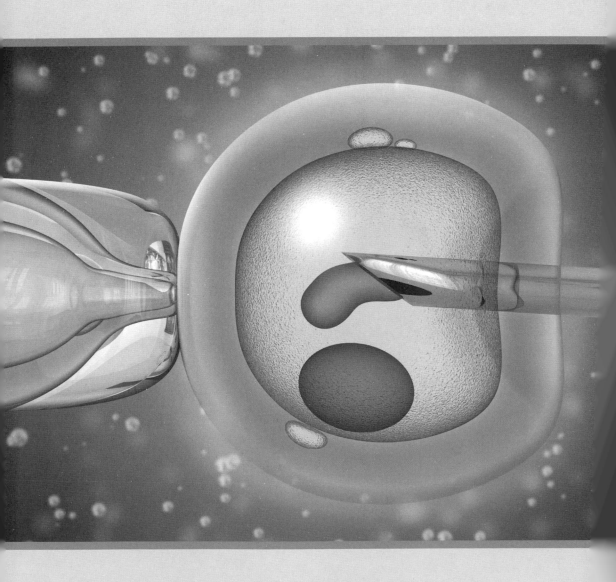

什麼是健康管理？

在陳君石院士和黃建始教授主編的《健康管理師》培訓教材一書中，將健康管理定義為：對個體或群體的健康進行全面監測、分析、評估、提供健康諮詢和指導以及對健康危險因素進行干預的全過程。健康管理的宗旨是調動個體和群體及整個社會的積極性，有效利用有限的資源來達到最大的健康改善效果。健康管理的具體做法就是為個體和群體（包括政府）提供有針對性的科學健康資訊，並創造條件採取行動來改善健康。

健康管理在國外

健康管理的概念最早見於美國，早在1929年美國洛杉磯水利局就成立了最早的健康維護組織，也就是我們今天所講的健康管理組織。美國政府依據1972年的《社會保障法修正案》，於1973年通過了《健康維護法案》。到1997年，已有7700萬的美國人在大約650個健康管理組織中享受服務，有超過9000萬的美國人成為健康管理計畫的享用者，即每10個美國人中就有7個人享受健康管理服務。

現在美國正在開展「健康人民2010」活動計畫，是由美國政府出面，與專業組織合作，旨在「不斷提高全美國人的健康水準」，該計畫特別強調醫療保險機構採用健康管理模式，強調醫療機構與保險公司的合作，強調預防和健康維護，強調早預防早診斷早治療。該計畫的實施，明顯提高了美國人的疾病預防意識，提高了他們的身體素質和健康水準。

在美國到處可以看到各種各樣的健康管理組織，比如醫學健身學

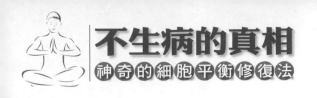
會（Medical Fitnee Association），LifeStyleRX 醫療健身中心；在健康管理研究方面，比如美國健康與生產力管理研究院（IPHM）等。

健康管理在歐洲的英國、德國和芬蘭等國家也早已經發展成為完整的且較為科學的體系，它的出現和發展與美國的健康管理事業極為相似，也是隨保險業的發展出現的。現在有近70%以上的雇主為他們的員工購買健康管理計畫。在實施計畫中，他們有一種普遍認同的成本核算，即在健康管理上多花1塊錢，將會在醫療費用的支出上節省9塊錢。在歐洲，比較成熟的健康管理機構很多，比如英國的BUPA健檢中心等。

日本是眾所周知的長壽之國，現在人平均壽命已達84歲，居世界第一位。1963年，日本的百歲壽星只有153人，1994年達到了5000人，1998年已經超過了1萬人。他們之所以健康長壽，是因為日本人一生都在進行健康投資，實施健康管理計畫。日本家庭普遍都享有健康管理機構的保健醫生長期跟蹤服務，為家庭建立健康檔案，負責家庭健康管理。在日本，現有政府出面和專業組織合作，實施「健康日本21」的健康行動計畫，減少壯年人的死亡，延長健康壽命。在日本比較成熟的健康管理組織很多，比如PL東京健康管理中心、日本赤十字社熊本健康管理中心等。

▍健康管理的流程

健康管理主要的管理流程為四模組循環服務，包括收集健康資訊、健康風險評估、健康管理方案和健康改善效果評價。

1.收集健康資訊：以電腦及網路的形式收集將用於健康及疾病危險性評價、跟蹤、健康行為指導的個人健康資訊，結合安全的網路化

資訊管理，標準的資訊管理格式，友好、互動的用戶端管理介面，建立永久的個人電子病歷及健康管理帳戶。

2.健康風險評估：當完成個人健康資訊收集後，通過疾病危險性評價模型分析計算，得出按病種的疾病危險性評估報告。健康管理者及個人能夠清楚地瞭解個人患慢性病的危險性。

3.健康管理方案：一旦明確了個人患慢性病的危險性及疾病危險因素分佈，健康管理服務即可通過個人健康改善的行動計畫及指南，對不同危險因素實施個人化的健康指導。

4.健康改善效果評價：由於每個人具有不同危險因素組合，因此會針對個人危險因素篩選出一份專屬的健康管理處方，使每個人都能更有效地針對自己的危險因素採取相應的措施。此外，健康管理還可匯總、評價群體健康資訊，作出群眾健康管理資訊報告，為企業單位提供群眾健康需求的參考資訊。

在這裡，健康改善處方這一模組就成了至關重要的部份，因為健康管理的核心訴求就是要有疾病預防和治療的效果。

健康管理的標靶是細胞

大家都知道，細胞是生命活動的基本單位。已知除病毒之外的所有生物均由細胞所組成，但病毒生命活動也必須在細胞中才能體現。

一般來說，細菌絕大部分是由一個細胞組成，高等植物與高等動物則是多細胞生物。細胞的特殊性決定了個體的特殊性，因此，對細胞的深入研究是揭開生命奧秘、改造生命和征服疾病的關鍵。健康管理的深入研究需從細胞開始。

對於生物學、農學、醫學、畜牧學和水產學等，細胞學已經成為

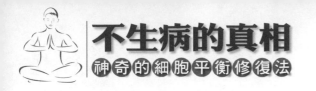

一門必修的基礎課程。上世紀50年代以來，諾貝爾生理與醫學獎大都授予了從事細胞方面研究的科學家。

什麼是細胞？

細胞是生命活動的基本單位，一切有機體（除病毒外）都由細胞構成，細胞是構成有機體的基本單位。

所有的細胞表面均有由磷脂雙分子層與鑲嵌蛋白質及糖被構成的生物膜，即細胞膜。細胞都具有遺傳物質，即DNA與RNA，能進行自我增殖和遺傳。作為蛋白質合成的機器的核糖體，毫無例外地存在於一切細胞內。可以說，沒有細胞就沒有完整的生命，細胞的健康關係著生命體的健康。

什麼是細胞平衡修復法？

身體是健康還是得病取決於人體細胞是否處於平衡狀態，因此凡是能夠幫助人體細胞保持平衡的健康調理方法均可稱為細胞平衡修復法，包括氨基酸（蛋白質）平衡、脂肪平衡、碳水化合物（糖）平衡、維生素平衡、礦物質（常量元素與微量元素）平衡、膳食纖維平衡、水平衡、植物營養素平衡、能量平衡、心理平衡、睡眠平衡、環境平衡、免疫平衡、基因平衡、內分泌平衡、抗氧化平衡和運動平衡等眾多調理細胞平衡的健康管理方法。

第4章　常量元素平衡與健康

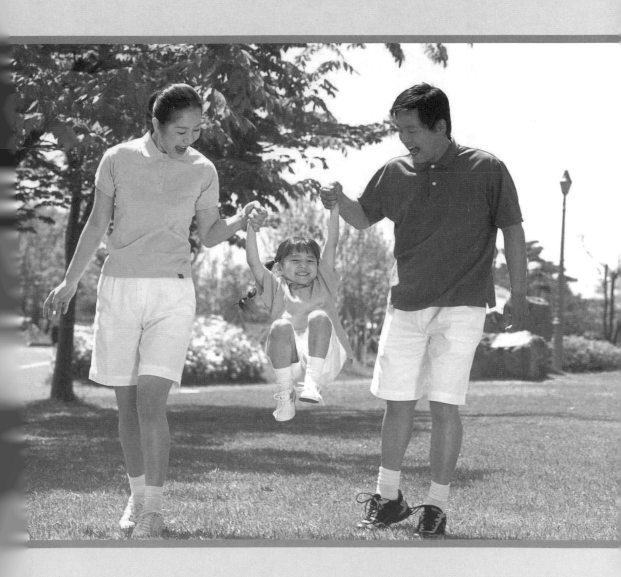

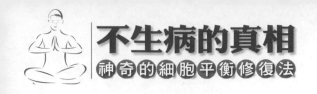
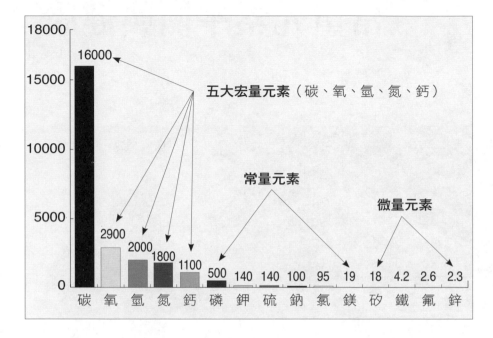

五大宏量元素（碳、氧、氫、氮、鈣）

常量元素

微量元素

碳	氧	氫	氮	鈣	磷	鉀	硫	鈉	氯	鎂	矽	鐵	氟	鋅
16000	2900	2000	1800	1100	500	140	140	100	95	19	18	4.2	2.6	2.3

在自然界中，目前已知天然存在的化學元素有92種，在人體內已發現81種。按元素占人體總重量的百分比，可以把人體所需的元素分為常量元素和微量元素。占人體總重量0.01％以上的元素稱為常量元素，包括氧、碳、氫、氮、鈣、磷、鉀、硫、鈉、氯、鎂等11種，這些常量元素總和約占體重的99.95％，人體中其他的70種元素均稱為微量元素，人體所有微量元素僅占人體總重量的0.05％。如表1所示。

鈣（Ca）

鈣元素在成人體內占1.5％，總量約1200g，其中99％分佈在骨骼和牙齒中，其餘1％以游離或結合的離子狀態存在在軟組織、細胞外液及血液中，統稱鈣池。

表1、人體常量元素在成年健康人體中的構成比例

常量元素	構成比例
氧（O）	65%
碳（C）	18%
氫（H）	10%
氮（N）	3%
鈣（Ca）	1.5%
磷（P）	1%
鉀（K）	0.35%
硫（S）	0.25%
鈉（Na）	0.15%
氯（Cl）	0.15%
鎂（Mg）	0.05%
合計	99.45%

　　膳食中的鈣主要在小腸上段吸收。鈣的吸收與年齡有關，隨年齡增長其吸收率下降，嬰兒鈣的吸收率超過50%，兒童約為40%，成人僅為20%左右。一般在40歲以後，鈣吸收率逐年下降，老年骨質疏鬆與此有關。影響鈣吸收的四大因素為穀物的植酸、蔬菜中的草酸、脂肪過多，以及藥物如抗酸藥、四環素、肝素等。促進鈣吸收的四大因素為維生素D、氨基酸、乳糖和適當鈣磷比例。

1.鈣的生理平衡

　　鈣的日攝入量參考以下值：1～10歲/800mg，11～21歲/1200mg，成人/800mg。日攝入量安全範圍為低於2500mg。

　　成人由腸道排出的鈣每日為150～400mg，由汗液每天排出100mg左右，由尿液排出100～350mg，因此，每天排出的鈣量為350～850mg。哺乳期的婦女還會經由乳汁排出100～300mg，因此，每天排

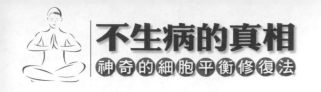

出的鈣量為450～1150mg。

2.鈣元素不平衡的健康危害

兒童缺鈣：夜驚、夜啼、煩躁、盜汗、厭食、方顱、佝僂病、骨骼發育不良、免疫力低下、易感染。

青少年缺鈣：腿軟、抽筋、體育成績不佳、疲倦乏力、煩躁、精力不集中、偏食、厭食、蛀牙、牙齒發育不良、易感冒、易過敏。

青壯年缺鈣：經常性的倦怠、乏力、抽筋、腰酸背痛、易感冒、過敏。

孕產婦缺鈣：小腿痙攣、腰酸背痛、關節痛、水腫、妊娠高血壓等。

中老年缺鈣：腰酸背痛、小腿痙攣、骨質疏鬆和骨質增生、骨質軟化、各類骨折、高血壓、心腦血管病、糖尿病、結石、腫瘤等。

高鈣攝入會影響鐵、鋅、鎂、磷的生物利用率，導致腎結石；奶鹼綜合症包括高血鈣症、鹼中毒和腎功能障礙；骨骼過早鈣化閉合，使身高受到限制；補鈣過多會導致低血壓；兒童補鈣過量會造成低血壓，並使他們日後有罹患心臟病的危險；補鈣過多會使嬰兒囟門過早閉合，頭顱不能隨著腦的發育而充分增大，一方面形成小頭畸形，另一方面限制腦部發育。

3.鈣元素的平衡法

主要包括食療和鈣營養補充品的服用。僅僅依靠食療，很難達到醫生建議的鈣攝入量，所以建議根據個人體質選擇有效的補鈣產品。

日常食物中，含鈣較多的有牛奶、乳酪、雞蛋、豆製品、海帶、紫菜、蝦皮、芝麻、山楂、海魚、蔬菜等，在食用時應避免過多食用含磷酸鹽、草酸、蛋白質豐富的食物，以免影響鈣的吸收。含鈣量排前10名的食物見表2。

表2、食物中含鈣量前10名

排名	食物種類	100g食物含鈣量
1	石螺	2458mg
2	芝麻醬	1170mg
3	田螺	1030mg
4	蝦皮	991mg
5	乾裙帶菜	947mg
6	炒榛子	815mg
7	乾乳酪	799mg
8	黑芝麻	780mg
9	鹵豆腐乾	731mg
10	奶疙瘩	730mg

　　日常生活中，專家建議通過喝牛奶來補鈣，一方面是操作比較簡單，另一方面就是廣告的需要。一般來說，每100g鮮牛奶含鈣120mg，如果每人每天喝奶250g，便能提供鈣300mg；每天喝牛奶500g，便能供給600mg的鈣；再加上膳食中其他食物供給的300mg左右的鈣，由此看出似乎通過飲食能完全滿足人體對鈣的需要，然而在我國，每天喝上500g牛奶的人畢竟是少數，因此還必須用一些鈣的營養補充品。

　　特別需要注意的是，兒童腸胃功能較弱，不要選擇鹼性強的鈣品、活性鈣等；不應在服用鈣品時飲用汽水、碳酸飲料等，以免降低吸收率。另外，兒童過量服用鈣品會抑制對鋅元素的吸收，因此對缺鋅兒童進行補鈣時應同時增加鋅的攝取。

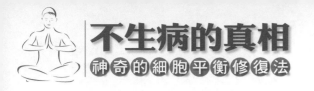
磷（P）

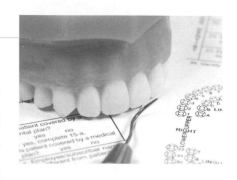

　　磷元素在成人體內約占1％，其生理功能主要為：構成骨骼和牙齒；磷酸組成生命的重要物質，促進成長及身體組織器官的修復；參與代謝過程，協助脂肪和澱粉的代謝，供給能量與活力；參與酸鹼平衡的調節。磷的吸收部位在小腸。

1.磷的生理平衡

　　磷元素平衡取決於體內和體外環境之間磷的交換。磷的成人適宜攝入量為700mg/d。磷的主要排泄途徑是經腎臟，70％經由腎以可溶性磷酸鹽形式排出；其餘30％未經腸道吸收的磷從糞便排出，其餘少量可由汗液排出。

2.磷不平衡的健康危害

　　磷質缺乏會導致佝僂病和牙齦溢膿等疾患；缺磷會使人虛弱，全身疲勞，肌肉酸痛，食欲缺乏。磷過量會導致高磷血症，導致骨質疏鬆易碎、牙齒蛀蝕、各種鈣缺乏症狀日益明顯、精神不振甚至崩潰，以及破壞其他礦物質平衡。

3.磷元素的平衡法

　　好消息是，正常的膳食結構一般不會缺磷，食療就可以解決。磷在食物中分佈很廣，無論動物性食物或植物性食物，在其細胞中都含有豐富的磷，動物的乳汁中也含有磷，所以磷是與蛋白質並存的，瘦肉、蛋、奶，及動物的肝、腎含量都很高，海帶、紫菜、芝麻醬、花生、乾豆類、堅果、粗糧含磷也較豐富。但糧穀中的磷為植酸磷，不經過加工處理，吸收利用率低。含磷量排前10名的食物，見表3。

表3、食物中含磷量排名前10名

排名	食物種類	100g食物含磷量
1	口蘑	1655mg
2	乾螺旋藻	1317mg
3	羊肚菌	1193mg
4	南瓜子仁	1159mg
5	全脂甜奶粉	1018mg
6	丁香魚乾	914mg
7	話梅西瓜子	868mg
8	西瓜子仁	818mg
9	脫脂奶豆腐	773mg
10	罐裝鯪魚	750mg

鎂（Mg）

鎂元素在成人體內約占0.05%，60%～65%存在於骨、齒，27%分佈於軟組織。

1.鎂的生理平衡

食物中的鎂在整個腸道均可被吸收，但主要是在空腸末端與回腸部位被吸收，吸收率一般約為30%。膳食中促進鎂吸收的成分主要有氨基酸、乳糖等；抑制鎂吸收的主要成分有過多的磷、草酸、植酸和膳食纖維等。成人從膳食中攝入的鎂大量從膽汁、胰液和腸液分泌到腸道，其中60%～70%隨糞便排出，部分從汗液和脫落的皮膚細胞丟失，每天排出50～120mg。

2.鎂元素不平衡的健康危害

鎂缺乏可致血清鈣下降，導致神經肌肉興奮性亢進。可有房室性

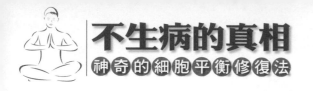

早搏、房顫及室速與室顫，半數有血壓升高。對骨礦物質的內穩態有重要作用，鎂缺乏可能是絕經後骨質疏鬆症的一種危險因素。亦可能出現胰島素抵抗。

鎂攝入過量，導致的狀況為：血清鎂在$1.5\sim2.5$mmol/L時，常伴有噁心、胃腸痙攣等胃腸道反應；當血清鎂增高到$2.5\sim3.5$mmol/L時，則出現嗜睡、肌無力、膝腱反射弱、肌麻痺；血清鎂增至5mmol/L時，深腱反射消失。血清鎂超過5mmol/L時，

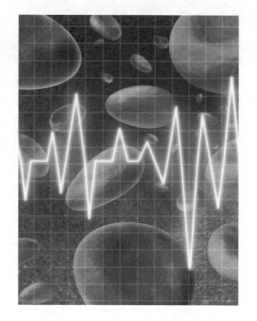

可發生隨意肌或呼吸肌麻痺；血清鎂增至7.5mmol/L或更高時，可能發生心臟完全傳導阻滯或心搏停止。

3.鎂元素的平衡法

好消息是，在正常攝入食物的情況下，一般不存在缺鎂的問題，食療就可以解決。若出現缺鎂症狀時，應多選用含鎂豐富的食物，如：穀類、豆類、綠色蔬菜、蛋黃、牛肉、豬肉、河鮮產品、花生、芝麻、香蕉等，豆腐中也含有較高的鎂成分，經常吃些鹵水豆腐，可解決由於缺鎂引起的「抽搐病」。

鎂普遍存在於食物中，由於葉綠素是鎂嘌呤的螯合物，所以綠葉蔬菜是富含鎂的。食物中諸如糙糧、堅果也含有豐富的鎂，而肉類、澱粉類食物及牛奶中的鎂含量屬中等。含鎂量排名前10名的食物，見表4。

表4、食物中含鎂量排名前10名

排名	食物種類	100g食物含鎂量
1	乾海參	1047mg
2	乾裙帶菜	1022mg
3	松子	567mg
4	炒榛子	502mg
5	湖鹽	463mg
6	乾螺旋藻	402mg
7	炒南瓜子	376mg
8	乾墨魚	359mg
9	鮑魚乾	352mg
10	咖啡粉	327mg

如果飲食結構不平衡，或在節食減肥期，需要服用一些鎂營養補充產品。

鈉（Na）

鈉是人體中一種重要無機元素，約占健康成人體重的0.15%。體內鈉主要在細胞外液，占總體鈉的44%～50%，骨骼中含量也高達40%～47%，細胞內液含量較低，僅9%～10%。

鈉的重要生理功能主要為：鈉是細胞外液中帶正電的主要離子，參與水的代謝，保證體內水的平衡，調節體內水分與滲透壓；維持體內酸鹼平衡；是胰汁、膽汁、汗液和淚水的組成成分；鈉對ATP的生產和利用、肌肉運動、心血管功能、能量代謝都有關係，此外，糖代謝、氧的利用也需有鈉的參與；維持血壓正常；增強神經肌肉興奮性。

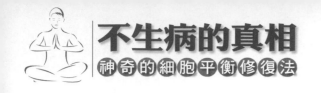

1.鈉的平衡

鈉的適宜攝入量（AI）成人為2200mg/d。

鈉在小腸上部吸收，吸收率極高，幾乎可全部被吸收，故糞便中含鈉量很少。鈉與鈣在腎小管內的重吸收過程發生競爭，故鈉攝入量高時，會相應減少鈣的重吸收，而增加尿鈣排泄。因尿鈣丟失約為鈣滯留的50%，故高鈉膳食對鈣丟失有很大影響。

2.鈉不平衡的危害

一般情況下，人體不易缺乏鈉，但在某些情況下，如禁食、少食，膳食鈉限制過嚴而攝入非常低時，或在高溫、重體力勞動、過量出汗、腸胃疾病、反復嘔吐、腹瀉使鈉過量排出而丟失時，或某些疾病，如艾迪生病引起腎不能有效保留鈉時，胃腸外營養缺鈉或低鈉時，利尿劑的使用而抑制腎小管重吸收鈉時，均會引起鈉缺乏。鈉缺乏在早期症狀不明顯，倦怠、淡漠、無神，甚至起立時昏倒。失鈉達0.5g/kg體重以上時，會出現噁心、嘔吐、血壓下降、痛性吉爾痙攣，尿中無氯化物檢出。

正常情況下，鈉攝入過多並不會被人體蓄積。鈉攝入過量是高血壓的一項重要危險因素。急性中毒，會出現水腫、血壓上升、血漿膽固醇升高、脂肪清除率降低、胃黏膜上皮細胞受損等。

3.鈉元素的平衡法

人體鈉的主要來源為食物，在正常攝入食物的情況下，一般不存在缺鈉和補鈉的問題。

人體鈉來源主要為食鹽以及加工、製備食物過程中加入的鈉或含鈉的複合物（如谷氨酸、小蘇打等），以及醬油、鹽漬或醃製肉或煙熏食品、醬鹹菜類、發酵豆製品、鹹味休閒食品等。含鈉量排名前10名的食物，見表5。

表5、食物中含鈉量排名前10名

排名	食物種類	100g食物含鈉量
1	湖鹽	92768mg
2	精鹽	39311mg
3	味精	8160mg
4	辣椒醬	8027mg
5	醃製芥菜頭	7250mg
6	冬菜	7228mg
7	醬蘿蔔	6880mg
8	豆瓣醬	6012mg
9	醬油	5757mg
10	醃洋薑	5443mg

鉀（K）

鉀元素約占健康成人體重的0.35%，是細胞內最多的陽離子，且大部分細胞內鉀在肌細胞內，故總體鉀與身體肌肉塊呈粗略的比例，只有不到2%的鉀在細胞外，人體血清中鉀濃度雖然只有3.5～5.5mmol/L，但它卻是生命活動所必需的。鉀在人體內的主要生理功能是維持人體酸鹼平衡，參與能量代謝以及維持神經肌肉的正常功能。

1.鉀不平衡的危害

當體內缺鉀時，會造成全身無力、疲乏、心跳減弱、頭昏眼花；低鉀會使胃腸蠕動減慢，導致腸麻痺，加重厭食，出現噁心、嘔吐、腹脹等症狀；嚴重缺鉀還會導致呼吸肌麻痺死亡。

高鉀血症指血K^+濃度高於5.5mmol/L，鉀過量會導致肌肉無力，通常以下肢出現較多，然後沿軀幹向上肢延伸，呼吸肌在極個別情況

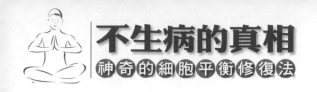
下才會累及；心律失常。許多高K$^+$血症會同時合併存在低鈣血症，代謝性酸中毒以及低鈉血症等。

2.鉀元素的平衡法

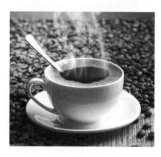

　　最安全且有效的方法就是食療，多吃富鉀食品，特別是多吃水果和蔬菜。含鉀豐富的水果有：香蕉、草莓、柑橘、葡萄、柚子、西瓜等，菠菜、山藥、毛豆、莧菜、大蔥等蔬菜中含鉀也很豐富，黃豆、綠豆、蠶豆、海帶、紫菜、黃魚、雞肉、牛奶、玉米麵等也含有一定量的鉀。含鉀豐富的食物包括乳製品、魚、水果、豆科植物、肉、家禽、未加工的穀物、綠葉蔬菜等，比如杏、香蕉、啤酒酵母、糙米、無花果、蒜、葡萄乾、番薯等。含鉀量排名前10名的食物，見表6。

表6、食物中含鉀量排名前10名

排名	食物種類	100g食物含鉀量
1	咖啡粉	3535mg
2	口磨	3106mg
3	乾榛磨	2493mg
4	乾黃磨	1953mg
5	黃豆粉	1890mg
6	乾紫菜	1796mg
7	筍乾	1754mg
8	羊肚菌	1726mg
9	乾銀耳	1588mg
10	乾螺旋藻	1506mg

　　在臨床上，可選用口服10%的氯化鉀溶液。

氯（Cl）

　　氯元素約占健康成人體重的0.15%，廣泛分佈於全身，主要以氯離子形式與鈉、鉀化合存在，其中氯化鉀主要在細胞內液，而氯化鈉主要在細胞外液中。其生理功能為：維持體液酸鹼平衡；氯離子與鈉離子是細胞外液中維持滲透壓的主要離子，調節與控制著細胞外液的容量和滲透壓；參與血液CO二價離子運輸；氯離子還參與胃液中胃酸形成，胃酸促進維生素B_{12}和鐵的吸收；啟動唾液澱粉酶分解澱粉，促進食物消化；刺激肝臟功能，促使肝中代謝廢物排出；氯還有穩定神經細胞膜電位的作用等。

1.氯不平衡的危害

　　氯缺乏常伴有鈉缺乏，常可發生肌肉收縮不良，消化功能受損，以致影響生長發育。

　　人體攝入氯過多引起對機體的危害作用並不多見，僅見於嚴重失水、持續攝入高氯化鈉或過多氯化銨；臨床上可見於輸尿管-腸吻合術、腎衰竭、尿溶質負荷過多、尿崩症以及腸對氯的吸收增強等，以上均會引起氯過多而致高氯血症。

2.氯元素的平衡法

　　在正常攝入食物的情況下，一般不存在缺氯的問題，食療就可以解決。膳食氯幾乎完全來源於氯化鈉，僅少量來自氯化鉀。因此食鹽及其加工食品，如醬油、醃製肉或煙熏食品、醬菜類以及鹹味食品等都富含氯化物。一般天然食品中氯的含量差異較大，天然水中也幾乎都含有氯。

第5章

微量元素平衡與健康

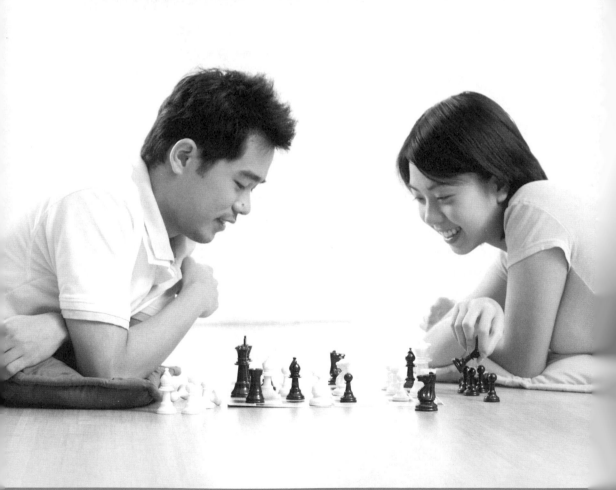

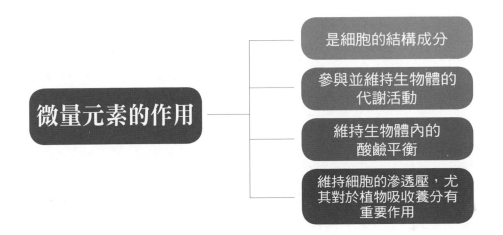

1973年，WHO專家委員會認為鐵、銅、鋅、鈷、錳、鉻、銅、鎳、釩、錫、釩、矽、硒、碘、氟14種為必需微量元素。1990年，FAO/IAEA/WHO三個國際組織的專家委員會重新界定必需微量元素的定義，並按其生物學的作用將之分為三類：第一類為人體必需微量元素，共8種，包括鐵、碘、鋅、硒、銅、鉬、鉻、鈷；第二類為人體可能必需微量元素，共5種，包括錳、矽、硼、釩、鎳；第三種為對人體具有潛在毒性，但在低劑量時可能具有人體必需功能的微量元素，共7種，包括氟、鉛、鎘、汞、砷、錫。

微量元素在人體中含量很少，但在維持人體健康和生命活動中有著很重要的生理功能，同時協助常量元素發揮作用。

隨著科學發展，特別是醫學、營養學、生理科學領域研究的進展，很多微量元素在人體生命活動和生理功能所起的作用，其認識越來越深入。釩微量元素就是一個突出例子，釩在過去營養學中是長期不被重視的微量元素，但近20年發現釩元素和糖尿病之間有很大關係，因此對釩的研究越來越深入，對其也越來越重視。上世紀80年代

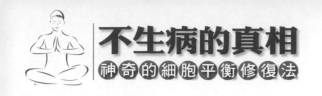

發現釩類化合物的胰島素樣作用掀起了國內外對釩的研究熱潮；近年來，各種學者對釩在基礎科學及糖尿病學方面進行了廣泛深入的研究。目前合成出的有機釩化合物毒性小、作用強，使得釩應用於臨床成為可能。

硒（Se）

硒在人體中的含量，取決於當地土壤內硒的濃度，故存在明顯的地區差異，例如北美洲人群內含硒介於13～20mg，而於貧硒區紐西蘭人僅3～6mg；人體內各臟器含硒量多寡不一，肌肉、骨骼、肝內含量豐富，脾、胰內少，脂肪內缺；硒能通過胎盤，亦可進入乳汁，因此，新生兒體內硒含量取決於餵奶條件，因母乳較牛奶含硒量更豐富。

硒的生理功能是通過硒蛋白發揮的，主要表現在以下幾個方面：

1.抗氧化作用：由於硒是若干抗氧化酶（GPX、TR等）的必需組分，因此，體內硒水準的高低直接影響了人體抗氧化能力及對相關疾病的抵抗能力。

2.對甲狀腺激素的調節作用：主要通過三個脫碘酶（D1、D2、D3）發揮作用，對全身代謝及相關疾病產生影響。

3.維持正常免疫功能：適宜硒水準對於保持細胞免疫和體液免疫是必需的。

4.控制病毒向致病性突變。

5.抗腫瘤作用：補充高於營養需要量的硒可減低癌症發病率。

6.抗愛滋病（AIDS）作用：給愛滋病毒感染者補硒可減緩病程，提高生存率。

7.維持正常生育功能：在嚴重或長期硒缺乏後，尤其是第2代缺

乏，精子生成停滯而不育。

8.延緩衰老的作用：適當補硒（和維生素E等抗氧化物）能增強抗氧化和免疫力，延緩人體衰老進程。

1.硒的生理平衡

硒主要在小腸吸收，人體對硒的吸收率很高，為50%～100%。

硒的需要量尚無統一標準。美國國家食品與藥品監督管理局要求硒日需量為70～200 μg/d，按體重至少1 μg/kg。於妊娠期，硒需求量增加。食物鏈硒含量取決於土壤中硒的濃度。飲水中硒很少，即使在富硒地區。日攝入硒逾500 μg/d可致硒中毒。

2.硒不平衡的健康危害

缺硒主要與人類飲食硒攝入有關。例如克山病，首先在我國某些土壤嚴重低硒地區發現。明顯的硒缺乏會增加疾病易患性，低硒狀態可能促進疾病的發生和發展，如免疫缺陷病毒（HIV）感染。

硒中毒的特徵是掉頭髮和指甲、皮疹、發生周圍神經病、牙齒顏色呈斑駁狀態，齲齒發病率升高。

3.硒元素的平衡法

主要包括食療和硒營養補充品的服用。

日常飲食中含硒豐富的食物，如海產品、動物腎、肉類、大米、穀物等。食物中硒含量測定值變化很大，例如（以ug/g鮮重計）：內臟和海味品0.4～1.5mg/kg；雞肉0.1～0.4mg/kg；穀物低於0.1～0.8mg/kg；乳製品低於0.1～0.3mg/kg；水果蔬菜低於0.1mg/kg。膳食來源的硒主要以硒蛋氨酸形式存在。影響植物性食物中硒含量的主要因素是其栽種土壤中的硒含量和可被吸收利用量，因此，即使是同一品種的穀物或蔬菜，會由於產地不同而硒含量不同。

一般情況下，含硒量排名前10名的食物，見表1。

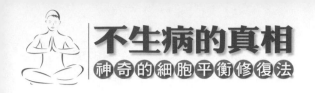

表1、食物中含硒量排名前10名

排名	食物種類	100g食物含硒量
1	蒟蒻粉	350.15mg
2	乾海參	150.05mg
3	乾貽貝	120.47mg
4	豬腎	111.77mg
5	乾蒟蒻	104.4mg
6	乾鬆茸	98.44mg
7	梭子蟹	90.96mg
8	牡蠣	86.64mg
9	銀蚶	86.3mg
10	海蜇	82.65mg

　　硒營養補充品，包括有機物如硒蛋氨酸和無機物如亞硒酸鈉或硒酸鈉。與硒的無機鹽相比，硒蛋氨酸更容易被吸收；在生物活性方面，硒蛋氨酸在直接消除氧自由基、抑制脂質過氧化方面，在激發免疫反應、促進免疫蛋白合成、刺激淋巴細胞增殖方面，提高肝臟活性方面，效果均明顯好於無機硒化合物。

鋅（Zn）

　　人體內含鋅2～3g，遍佈於全身許多組織中，其生理功能主要有以下幾個方面：

　　1.參加人體內許多金屬酶的組成：鋅是人機體中200多種酶的組成部分，在按功能劃分的6大酶類中，每一類均有含鋅酶。它們在組織呼吸以及蛋白質、脂肪、糖和核酸等的代謝中有重要作用。

2.促進機體的生長發育和組織再生：缺鋅動物的突出症狀是生長、蛋白質合成、DNA和RNA代謝等發生障礙。

3.促進食欲：動物和人缺鋅時，出現食欲缺乏。

4.鋅缺乏對味覺系統有不良的影響，導致味覺遲鈍。

5.促進性器官和性機能的正常：在人體，缺鋅使性成熟推遲，性器官發育不全，性機能降低，精子減少，第二性徵發育不全，月經不正常或停止，如及時補給鋅治療，這些症狀都會好轉或消失。

6.保護皮膚健康：缺鋅會影響皮膚健康，出現皮膚粗糙、乾燥等現象，有創傷時治癒變慢，對感染的易感性增加。

7.參加免疫功能過程：機體缺鋅會削弱免疫機制，降低抵抗力，使機體易受細菌感染。

1.鋅的生理平衡

建議每日膳食中鋅的攝入量為（按每人每天計）：嬰兒及兒童0～12個月為6mg；1～10歲為8mg；男性11～17歲為14mg；18歲以上為11mg；女性10～13歲為13mg；14歲以上為11mg；妊娠婦女為15mg；授乳婦女為27mg。

鋅主要在小腸中吸收。主要隨胰液、膽汁排泄入腸腔，由糞便排出；部分鋅可從尿液及汗液排出。

2.鋅不平衡的健康危害

在鋅需要量增加、鋅攝入量不足、鋅吸收不良或鋅丟失過多時，均可致鋅不平衡，從而引起鋅的生理功能缺陷。工廠鋅霧吸入可有低熱及感冒樣症狀；慢性鋅中毒可有貧血等症狀；動物實驗可致肝、腎功能及免疫力受損。有些兒童玩具的塗料含鋅，小兒喜把玩具放口內，常食入鋅過多可致中毒。鋅攝入量過多可致急性鋅中毒，有嘔吐、腹瀉等胃腸道症狀。

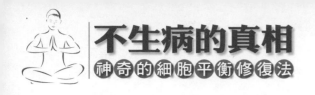

3.鋅元素的平衡法

主要包括食療和鋅營養補充產品。

鋅的來源廣泛，普遍存於各種食物，如魚肉、蛋類、豆製品、堅果類等食物，但動植物性食物之間，鋅的含量和吸收利用率有很大差別，動物性食物含鋅量高於植物性食物，吸收利用率也高。

鋅缺乏的預防首先應從母親孕期開始。孕婦應科學合理地安排飲食，注意在各種食物中攝取足夠的營養素。應食用含鋅量較高的食物，如肉、蛋、肝、牡蠣、鮮魚、花生、核桃、杏仁等；提倡母乳餵養。嬰兒出生後儘早哺乳，母乳中的鋅易於吸收，尤其初乳中鋅的含量較高。在母乳餵養的同時，適時合理地添加輔食，也是非常重要的；注意嬰幼兒良好飲食習慣的養成。不挑食、偏食，提倡飲食多樣化，不要經常食用精製的米和麵。一般情況下，含鋅量排名前10名的食物，見表2。

表2、食物中含鋅量排名前10名

排名	食物種類	100g食物含鋅量
1	生蠔	71.2mg
2	馬肉	12.26mg
3	羊肚菌	12.11mg
4	扇貝	11.69mg
5	泥蚶	11.59mg
6	赤貝	11.58mg
7	螺螄	10.27mg
8	芝麻南糖	10.26mg
9	乾墨魚	10.02mg
10	牡蠣	9.39mg

　　對於出生低體重兒，營養不良兒，長期腹瀉、反復感染的小兒，在食療的同時可服用適量的鋅營養補充產品。

鉻（Cr）

　　鉻是人體所必需的微量元素之一，主要分佈在人體的肝、腎、肺、心、腦、脾等組織器官內，以腦的尾核含量最高。細胞內的鉻50％存在於細胞核內，23％存在於胞質，其餘部分均分佈在線粒體和微粒體中。重要的生理功能主要有以下幾個方面：

　　1.體內葡萄糖耐量因數（glucose tolerance factor，GTF）的重要組成成分：GTF是由三價鉻、煙酸、谷氨酸、甘氨酸和含硫氨基酸組成的活性化合物，它能增強胰島素的生物學作用，可通過活化葡萄糖磷酸變位酶而加快體內葡萄糖的利用，並促使葡萄糖轉化為脂肪。

　　2.影響脂類代謝：鉻能抑制膽固醇的生物合成，降低血清總膽固醇和三醯甘油含量及升高高密度脂蛋白膽固醇含量。老年人缺鉻時易患糖尿病和動脈粥樣硬化。

　　3.促進蛋白質代謝和生長發育：鉻在核蛋白中含量較高，研究發現它能促進RNA的合成，鉻還影響氨基酸在體內的運轉，當鉻攝入不足時，會出現生長遲緩。

1.鉻的生理平衡

　　長期大量食用糖精，會促進體內鉻的排泄，因此造成鉻的缺乏。NAC/NRC的食物和營養委員會提出，成人安全、足夠的鉻攝入量為每天50～200μg。

2.鉻不平衡的健康危害

　　明顯的缺鉻易得糖尿病、冠心病。由於三價鉻毒性很小，無機

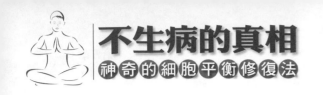

鉻鹽的吸收率又很低，因此尚無口服三價鉻中毒的報導。鉻中毒是指六價鉻污染環境而引起的人體中毒，如長期從事鉻酸鹽工業生產的工人，易患皮膚潰瘍、接觸性皮炎、皮膚癌；長期吸入鉻酸鹽粉塵者會誘發肺癌。鉻中毒時還會出現口腔炎和齒齦炎等。

3.鉻元素的平衡法

主要包括食療和鉻營養補充產品的服用。鉻的食物來源有乾酪、蛋白類和肝，尤以肝臟和其他內臟為主，是生物有效性高的鉻來源；良好來源有啤酒酵母、未加工的穀物、麩糠、硬果類、乳酪等。

鐵（Fe）

鐵是人體必需微量元素之一，是體內含量最多的微量元素。正常人體隨年齡、性別、營養狀況和健康狀況等的不同，體內含鐵量有很大的差異，其中78％以血紅蛋白等化合物形式存在，其餘的22％以儲藏性化合物形式存在。

1.鐵的生理平衡

人體對鐵的需要在三個階段最大：1.生命的最初兩年；2.生長發育快和血紅蛋白增加的青少年；3.婦女整個育齡期。營養學會推薦每日膳食中鐵的供應量為：初生至12個月嬰兒10mg，1歲以上至不足10歲的兒童為10mg，10歲以上至不足13歲的兒童為12mg，13歲以上至不足18歲的少年男子為15mg，少年女子為20mg，18～40歲成年男子為12mg，成年女子為18mg，孕婦和乳母為28mg。

每天的膳食，只有約10％的鐵（即1mg）會被吸收。鐵主要是在消化道的十二指腸和空腸上段腸黏膜吸收。進入血漿中的Fe^{2+}，經銅藍蛋白氧化作用變為Fe^{3+}，與轉鐵蛋白結合運行至身體各組織中。鐵

以鐵蛋白及含鐵血黃素的形式貯存。孕婦和兒童的排泄量高出成人數倍。

正常男子和絕經期婦女可不必多關心鐵的攝入量，但對嬰兒和育齡婦女則比較不穩定，因為他們的鐵需要量較大，婦女的熱量消耗常常較低。如一些婦女膳食其他營養素雖尚充足，但往往鐵不足，因此需要以某些形式的鐵強化食物和補充鐵。

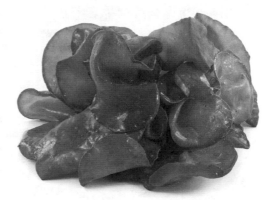

鐵元素之王：黑木耳

2.鐵元素不平衡的健康危害

缺鐵性貧血是世界上死亡率最高的疾病之一。缺鐵除會導致貧血外，還會使運動能力低下、體溫調節不全、智能障礙、免疫力下降等。

近年來，隨著人類生活條件的變化，通過各種途徑進入人體內的鐵量增加。越來越多的證據顯示，鐵過量是引發或加劇多種慢性疾病，如腫瘤、糖尿病、心血管疾病、神經退化性疾病以及慢性肝疾病等的危險因素。

3.鐵元素的平衡法

主要包括食療和鐵營養補充產品的服用。攝入足量的多樣化食物，包括含血紅素鐵的肉、禽、魚及其他富鐵食物和穀物，以及蔬菜、水果等富含抗壞血酸的食物，以增加鐵的攝入和生物利用率，以及足量攝入參與紅血球生成的營養素，如維生素A、核黃素、葉酸和維生素B_{12}等。含鐵量排名前10名的食物，見表3。

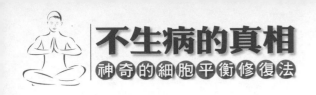

表3、食物中含鐵量排名前10名

排名	食物種類	100g食物含鐵量
1	乾木耳	97.4 mg
2	乾螺旋藻	88 mg
3	乾鬆茸	86 mg
4	乾紫菜	54.9 mg
5	乾蘑菇	51.3 mg
6	芝麻醬	50.3 mg
7	青稞	40.7 mg
8	羊肚菌	30.7 mg
9	鴨血	30.5 mg
10	河蚌	26.6 mg

目前，絕大多數國家正在採取措施控制缺鐵性貧血，這些措施主要針對婦女和嬰兒，包括發放口服補鐵劑。

碘（I）

正常成人體內碘含量25～50mg，大部分集中於甲狀腺中。碘在人體內主要參加甲狀腺素的生成，其生理功能主要表現為以下幾個方面：

1.促進蛋白質、脂肪和糖代謝水準。

2.調節組織中水鹽的代謝：缺乏時引起皮膚發生黏液性水腫。

3.促進維生素的吸收和利用。

4.活化許多重要酶，促進物質代謝：甲狀腺素活化100種酶，包括細胞色素酶系、琥珀酸氧化系和鹼性磷酸酶等。

5.**促進生長發育**：甲狀腺素能促進神經系統的發育、組織的發育和分化、蛋白質合成。這些作用在胚胎發育期和出生後的早期尤其重要，此時如缺乏甲狀腺素，對腦的發育造成嚴重影響，使患者智力下降、聾啞、面容呆笨、骨骼和生殖系統發育障礙而發生呆小病。

1.碘的生理平衡

營養學會建議：成人每日的適宜需碘量為150μg，孕婦為175μg，兒童為70～120μg。碘主要由食物中攝取，碘的吸收快而且完全，吸收率可高達100%。吸收入血的碘與蛋白結合而輸送，主要於甲狀腺被利用。體內碘主要由腎排泄，約90%隨尿排出，約10%隨糞便排出。

2.碘元素不平衡的健康危害

在我國1017萬智力殘疾患兒中，有80%緣於碘缺乏。我國每年出生2000萬新生兒，其中600萬在碘缺乏地區，碘缺乏使智力商數平均丟失13.5%。碘缺乏病是由於自然環境缺碘，使機體因攝入碘不足而產生的一系列損害，除常見的地方性甲狀腺腫和地方性克汀病兩種典型表現外，還可導致流產、死產、先天畸形和新生兒死亡率增高。

碘攝入過量，最常見的是碘致甲狀腺腫（IH）和高碘性甲亢，其他的包括性功能的影響和對智力的影響。

3.碘元素的平衡法

預防碘缺乏病，最經濟簡便有效的方法是長期食用碘鹽。食物中含碘量最高的就是海洋生物，如海帶、紫菜、海鮮魚、乾貝、淡菜、海蜇、龍蝦等，其中乾海帶含碘可達240mg/kg；而遠離海洋的內陸山區或不易被海風吹到的地區，土壤和空氣中含碘量較少，這些地區的食物含碘量不高。陸地食品含碘量以動物性食品高於植物性食品，蛋、奶含碘量相對稍高，其次為肉類，淡水魚的含碘量低於肉類。植

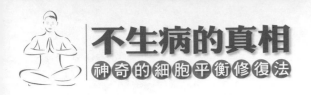

物含碘量是最低的，特別是水果和蔬菜。

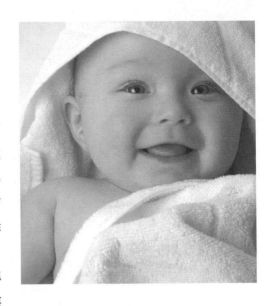

人類腦發育的90%是在胎兒、新生兒和嬰幼兒期完成，所以應該在孕期和嬰幼兒期補充足夠多的碘。按照多數成年人每人每天吃6g鹽約可獲得120μg的碘量計算，孕婦或哺乳期婦女及嬰幼兒等特需人群的需碘量應該要超出這個量。建議孕婦、哺乳期婦女、嬰幼兒等特需人群可經常吃些海帶、紫菜等海產品，這樣既可以不多吃鹽，又可補充適當的碘量。

銅（Cu）

成人體內含銅量約100～200mg，在肝、腎、心、毛髮及腦中含量較高。

1.銅的生理平衡

人體每日需要量為1.5～2.0mg，而推薦量為2～3mg。食物中銅主要在胃和小腸上部吸收，吸收後進入血液，然後被送至肝臟，在肝臟中參與銅藍蛋白的組成，肝臟是調節體內銅代謝的主要器官。銅可經膽汁排出，極少部分由尿液排出。

2.銅不平衡的健康危害

缺銅引起的疾病也稱為「銅缺乏症」，病因主要是銅攝入不

足。光用牛乳餵養嬰幼兒，因牛乳中銅含量較少，銅的吸收不良，故易患銅缺乏症。胃酸缺乏、胃腸切除、胰切除、膽道梗阻等會造成銅吸收不良。青少年生長發育快，對銅的生理需要量增加；孕婦需銅量增加，銅相對供給不足；腎病綜合症時，尿中蛋白含量增加，銅丟失過多；腸道疾病、慢性腹瀉也會使銅丟失過多，這些都是引起銅缺乏症的原因。鋅、鉬與銅有拮抗作用，食物中鋅、鉬增加時，銅相對減少。

以下是銅缺乏時易罹患的疾病：

冠心病：攝取高鋅低銅食物，會使體內膽固醇代謝產生紊亂，易發生心肌損傷，導致冠心病。

白癜風：白癜風患者血清銅明顯低於正常人。

女性不孕症：銅缺乏時會抑制輸卵管蠕動，妨礙卵子和受精卵的運動而導致不孕。

貧血：銅缺乏影響了鐵的吸收、運輸、利用及血紅蛋白與細胞色素系統的合成，進而引起缺鐵性貧血，在臨床上多表現為低色素小細胞性貧血。

銅攝取過量會使人罹患威爾遜（肝豆狀核變性）病，所以必須避免過量食用銅量高的食物。

3.銅元素的平衡法

主要包括食療和銅營養補充產品的服用。在飲食上多攝入一些含銅較高的食物，如：蝦、牡蠣、海蜇、魚、蛋黃、肝、番茄、豆漿及果仁等。食物要嚼碎，以便於銅的吸收，不吃或少吃製作過精細的食物，同時在飯後不要立即服用維生素C，因維生素C會妨礙銅的吸收。含銅量排名前10名的食物，見表4。

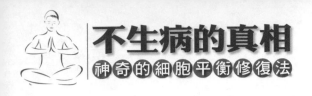
表4、食物中含銅量排名前10名

排名	食物種類	100g食物含銅量
1	酵母	20.12mg
2	生蠔	11.5mg
3	乾鬆茸	10.3mg
4	章魚	9mg
5	牡蠣	8.13mg
6	鵝肝	7.78mg
7	杏乾	7.67mg
8	口蘑	5.88mg
9	豆奶	5.57mg
10	羊肝	4.51mg

鉬（Mo）

鉬是一種形成氧化物的過渡金屬，它是蝶呤輔酶的成分，為黃嘌呤氧化酶，亞硫酸鹽氧化酶和醛氧化酶的活力所必需。黃嘌呤氧化酶催化次黃嘌呤轉化為黃嘌呤，然後轉化成尿酸；亞硫酸鹽氧化酶催化亞硫酸鹽向硫酸鹽轉化；醛氧化酶催化各種嘧啶、嘌呤、蝶啶及有關化合物的氧化和解毒。

1.鉬的生理平衡

營養學會建議鉬的參考攝入量為：成人適當攝取量（AI）為60μg/d；上限攝取量（UL）為350μg/d。鉬的吸收是在胃及小腸。膳食及飲水中的鉬化合物（除硫化鉬以外），極易被吸收。經口攝入的可溶性鉬酸銨88%～93%可被吸收。鉬酸鹽被吸收後仍以鉬酸根的形式與血液中的巨球蛋白結合，並與紅血球有鬆散的結合。血液中的鉬

大部分被肝、腎攝取。在肝臟中的鉬酸根一部分轉化為含鉬酶，其餘部分與蝶呤結合形成含鉬的輔基儲存在肝臟中。

身體主要以鉬酸鹽形式通過腎臟排泄鉬，膳食鉬攝入增多時腎臟排泄鉬也隨之增多。因此，人體主要是通過腎臟排泄而不是通過控制吸收來保持體內鉬平衡，也有一定數量的鉬隨膽汁排泄。

2.鉬元素不平衡的健康危害

鉬缺乏主要見於遺傳性鉬代謝缺陷和全腸道外營養時發生鉬不足者。鉬不足可表現為生長發育遲緩，甚至死亡，尿中尿酸、黃嘌呤、次黃嘌呤排泄增加。人類機體對鉬有較強的內穩定機制，經口攝入鉬化物不易引起中毒。

3.鉬元素的平衡法

好消息是，未發現在正常膳食條件下出現鉬缺乏或鉬中毒問題，因而，鉬缺乏的臨床意義不大。鉬廣泛存在於各種食物中，其中動物肝、腎中含量最豐富，穀類、乳製品和乾豆類是鉬的良好來源，蔬菜、水果和魚類中鉬含量較低。

鈷（Co）

自然界中的鈷一般以Co^{2+}和Co^{3+}的化合物形式存在，經消化道和呼吸道途徑進入人體，它最初貯存於肝和腎，然後貯存於骨、脾、胰、小腸以及其他組織。鈷是維生素B_{12}的組成成分，所以維生素B_{12}又叫氰鈷素或鈷胺素。鈷在體內的作用主要表現在維生素B_{12}的作用中。

1.參與紅血球生成：通過直接參與核酸等物質代謝，影響骨髓的造血功能。

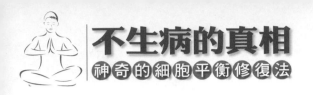

2.**參與糖的代謝**：胰腺含有大量鈷，用以合成胰島素及一些對糖代謝所必需的酶。

3.**參與脂肪的代謝**：鈷有驅脂作用，可防止脂肪在肝內沉積。

4.**影響甲狀腺代謝**：鈷是合成甲狀腺素所必需的成分，對防治甲狀腺腫大有一定的療效，還能防治甲狀腺腫瘤。

5.**鈷與其他微量元素如鋅、銅、錳有協同作用**：鈷、錳可防止人體早衰。鋅是氨基酸、蛋白質代謝中不可缺少的元素，而鈷能促進鋅的吸收並改善鋅的生物活性。

1.鈷元素的生理平衡

鈷在人體中含量甚微，人體對它的需要量也極微少。攝入消化道的鈷主要在小腸上端被吸收，然後從血液中進入肝臟，之後又從血液進入造血器官，主要作用是促進血液紅血球的成熟。

美國科學研究委員會推薦每日需要量為：6個月內嬰兒0.5μg，6個月～1歲為1.5μg，1～3歲為2μg，4～6歲為2.5μg，7歲以上及成年人為3μg。妊娠與哺乳期分別增加1μg。尿液是鈷排泄的主要途徑，也有少量鈷由腸道、汗腺、頭髮等途徑排出。鈷一般不在人體內積累。

2.鈷元素不平衡的健康危害

當鈷及維生素B$_{12}$攝入量不足、吸收不良、需要量增加而供給不足時，核酸合成受阻，此時紅血球雖體積增大卻不能正常成熟，於是骨髓中出現「巨幼紅血球」，造成巨幼細胞性貧血，表現為：小兒呈貧血貌，面色蠟黃，虛胖，面部輕度水腫，頭髮稀而黃，重症還會出現心臟擴大及心臟雜音，肝、脾腫大。還有神經、精神發育遲緩，表情呆滯，反應遲鈍，嗜睡，智力減退，頭和手足常出現不自主的顫抖，哭時淚少，無汗等。

使用鈷鹽（氯化鈷）時，可能由於攝入過量引起鈷中毒，常表現為皮膚潮紅、胸骨後疼痛、噁心、嘔吐、耳鳴及神經性耳聾，還會出現紅血球增多症，重者導致缺氧、發紺、昏迷，甚至死亡，如治療不及時，會直接或間接影響小兒智力發育。

3.鈷元素的平衡法

鈷是維生素B_{12}的重要組成部分，而人體組織不能合成維生素B_{12}，它必須以維生素分子的形式從體外攝入，才能被人體利用，如直接從體外攝入鈷元素，很容易被小腸吸收，但並無生理功能。蜂蜜和海產品中含鈷量豐富，維生素B_{12}在動物肝、腎以及蚌中含量高，其次是瘦肉、牛奶、蛋類、家禽中含量也較多。

發生巨幼細胞性貧血時除多食上述食品外，還應使用維生素B_{12}肌肉注射治療，同時加用葉酸可提高療效，但要嚴格掌握鈷鹽的使用劑量，出現胃腸道反應時立即停用。發現鈷中毒應及時洗胃，口服豆漿、蛋清，服用半胱氨酸，維持體內水鹽平衡，食物中增加蛋白質和維生素C的含量。

錳（Mn）

人體內共含錳12～20mg，其中30%分佈於肌肉，近20%分佈於肝臟，15%分佈於消化道，其餘則較均勻地分佈於各種組織中。大腦中的錳以大腦皮層、腦幹和神經核中含量最高。

錳在體內含量很少，但有著非常重要的作用。目前，已知上百種酶可由錳啟動，如水解酶、脫羧酶、激酶、轉移酶、肽酶等。

1.錳的生理平衡

正常成年人對錳的需要量建議為每日5～10mg，當成年人每日攝

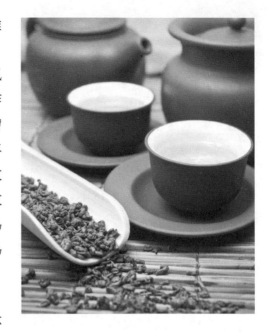

取量少於3mg時，就不再能維持錳的平衡水準了。

人主要從食物、水、空氣中攝入錳。肺部可通過吞噬作用吸收錳塵，有機錳可經皮膚吸收。茶葉是聚錳植物，成年人可通過喝茶攝取錳。錳吸收部位主要在十二指腸。錳吸收入血後與b-球蛋白結合，成為一種特殊的轉移蛋白，稱之為「轉錳素」，很快轉運到肝、腎、小腸、內分泌腺、胰、腦、骨、肌肉和毛髮中，以不溶性磷酸錳的形式滯留於線粒體內。

錳從人體排出很慢，約80%隨膽汁排出消化道，約10%由尿排出。錳還可通過汗液、指甲及其他污垢排出。婦女月經失血、哺乳期婦女乳汁均含有錳。

2.錳不平衡的健康危害

錳缺乏時可見生長發育停滯、骨骼畸形、共濟失調、抽搐、糖耐量減低、性腺功能不全等。錳攝入過多所致急性錳中毒極為罕見，慢性錳中毒表現為震顫性麻痺（肌強直及行走困難）及神經精神症狀，如強迫行為、癡笑、前衝或後衝步態、記憶缺損等。

3.錳元素的平衡法

好消息是，人類因錳攝入不足所致之錳缺乏尚未見報導。含錳量排名前10名的食物，見表5。

表5、食物中含錳量排名前10名

排名	食物種類	100g食物含錳量
1	河蚌	59.61 mg
2	炒榛子	18.47 mg
3	黑芝麻	17.85 mg
4	乾辣椒	11.7 mg
5	松子	10.35 mg
6	乾木耳	8.86 mg
7	蓮子	8.23 mg
8	山核桃	8.16 mg
9	陳醋	7.97 mg
10	乾香菇	5.47 mg

　　但特殊工種焊工因工業衛生問題有可能發生體內錳含量過高，由於電焊產生的危害大多與焊條藥皮成分有關，所以通過改進焊條材料，選擇無毒或低毒的電焊條，也是降低焊接危害的有效措施之一，同時在自然通風較差的室內，封閉的空間內進行焊接時，必須有機械通風措施。作業人員必須使用相應的防護眼鏡、面罩、口罩、手套，穿白色防護服、絕緣鞋，絕不能穿短袖衣或卷起袖子，若在通風條件差的封閉空間內工作，還要佩戴使用有送風性能的防護頭盔。

矽（Si）

　　在人體結締組織、軟骨形成中，矽是必需的，它能增加結締組織的彈性和強度，維持結構的完整性，矽是膠原組織的重要成分，矽參與骨的鈣化。

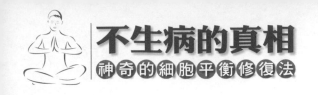

1.矽的生理平衡

矽主要經過消化和呼吸道進入人體。飲食中矽的平均攝入量約每天1g。一般人群主要通過飲食及含矽的藥物（如抗酸劑三矽化鎂）攝入矽，進入消化道的矽，可經胃腸黏膜吸收入血和淋巴系統，在通常食物含矽量的水準上，矽不會產生毒性。矽隨血液循環分佈到全身各組織，主要通過尿液排出，在尿液中可能以正矽酸鎂的形式存在，其他如脫落的皮膚細胞、毛髮、指（趾）甲也是矽丟失的途徑。

一些職業人群主要通過呼吸道吸入矽。通過呼吸道進入體內的矽，只有細微的矽粉塵可達肺泡，其可溶性部分迅速被吸收，不可溶的部分可被吞噬，或進入淋巴系統，或穿過肺泡壁進入肺間質，未被吞噬的部分會長期留存肺泡內，引起矽肺。

2.矽不平衡的健康危害

已確定血管壁中矽含量與人和動物粥樣硬化程度呈反比。在長期發病率相差兩倍的人群中，其飲用水中矽的含量也相差約兩倍，飲用水矽含量高的人群患病較少。

高矽飲食的人群曾發現局灶性腎小球，腎組織中含矽量明顯增高。大量服用矽酸鎂（含矽抗酸劑）可能誘發人類尿路結石，經呼吸道長期吸入大量含矽的粉塵，可引起矽肺。

3.矽的平衡法

矽存在於高纖維食物、穀類皮中以及根莖類蔬菜，而肉、魚和乳類含量較少。食物在精製時易丟失矽，如全燕麥含量為460mg/100g，而精製後僅有13mg/100g；全大米含36mg/100g，精製後為7mg/100g。水也是矽的主要攝入來源，水中矽含量為2～12mg/L。

對粉塵作業的工人，包括調離者一定要定期體檢（一般每年一次），及早發現矽肺，及時治療，包括脫離粉塵作業，另行安排適當

工作，加強營養和妥善的康復鍛煉，以增強體質，也要預防呼吸道感染和合併症狀的發生。

鎳（Ni）

鎳在人體的主要作用就是啟動人體中的各種酶，參與人的新陳代謝，其中最重要的，它是胰島素分子中的成分之一，可幫助降血糖。

1.鎳的生理平衡

世界衛生組織要求，成人每天的鎳生理需要量為0.02～0.03mg，人體吸收鎳的途徑是口腔食入、呼吸吸入和表皮吸收。現代生活中的大量用品都含有鎳，如不鏽鋼和貴金屬等。除了職業（如電鍍、冶煉等）接觸鎳引起中毒外，一些燃料和香煙的燃燒也會產生鎳化合物（主要是羰基鎳）。

膳食中的鎳經腸道黏膜吸收入血，吸收率3%～10%，吸收入血的鎳通過血清中主要配體白蛋白、L-組氨酸或α-巨球蛋白運送到全身。吸收入血的鎳60%由尿液排出，汗液中鎳的含量較高，膽汁也可排出少量的鎳。

2.鎳不平衡的健康危害

缺鎳可引起糖尿病、貧血、肝硬化、尿毒症、腎衰竭、肝脂質和磷脂質代謝異常以及出現生長緩慢、生殖力減弱。每天攝入可溶性鎳250mg會引起中毒，鎳中毒的典型症狀是皮膚損傷、呼吸系統病變。

鎳具有積蓄性，可在人體各器官中積累，以腎、脾、肝中最多。因此，當大量鎳代謝不出體外時，會對肝、腎功能有影響。已有醫學證明的是，鎳可引起癌症。眾所周知，吸煙易引起肺癌，其原因之一就是鎳為香煙中含有的49種微量元素中含量較高的元素，對肺和呼吸

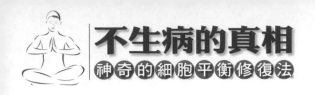
道有刺激和損害作用。更重要的是，鎳與煙霧中的一氧化碳結合成羰基所致。早在上世紀30年代，人們就注意到精煉鎳的工人易患鼻咽癌和肺癌。

3.鎳元素的平衡法

可採取食療法，食物中鎳的豐富來源有茶葉、堅果類和海產品類，粗糧、動物肝腎、黃豆、核桃、綠豆、紅棗、黑芝麻也是其良好來源。

防治鎳中毒除治理鎳環境污染外，在日常生活中不要吸煙、遠離鎳製品，特別是在妊娠期。對於發生鎳急性中毒的患者，要用二乙基二硫代氨基甲酸鈉（DDc）等藥物進行救治。

硼（B）

硼為人體必需的微量元素。硼不僅影響糖、蛋白質、脂肪三大能量物質的代謝，而且有類雌激素的作用，硼影響鈣、鎂、磷三種元素的代謝顯示出硼具有增加骨密度，預防骨丟失的作用，對於絕經後的婦女預防骨質疏鬆尤為明顯。

硼的上述作用預示著硼可能為運動員增加力量，是提高運動能力有效的運動補劑，運動員攝入充足的硼對保持充沛的運動能力及預防肌肉損傷有積極意義。硼的生理功能可以概括為以下幾個方面：

1.維持骨質密度。

2.預防骨質疏鬆。

3.加速骨折的癒合。

4.減輕風濕性關節炎症狀。

1.硼的生理平衡

　　膳食中硼的攝入量為0.5～3.5mg/d，需要量大於0.3mg/d。硼經人體吸收後會很快分佈至全身體液中，骨骼中的硼含量要高於血液，尿液硼濃度能夠很好地反映硼的外暴露水準，可作為硼暴露的生物指標。

2.硼不平衡的健康危害

　　硼缺乏時會影響相應的生理功能。硼、硼酸、硼砂都是低毒類蓄積性毒物，每天口服100mg，可引起慢性中毒，肝腎臟受到損壞、腦和肺出現水腫。

3.硼元素的平衡法

　　如果土壤裡硼的含量豐富，那麼所有的食物，像蘋果、葡萄、堅果、豆類、葉菜中，硼的含量都會很豐富。更年期女性、骨病患者應補充硼。

釩（V）

　　釩是一種人體必需的微量元素，其生物學功能比較複雜，對生物體的生長發育、心血管、腎臟、鈉鉀泵及代謝均有重要作用，骨骼肌、腎臟、肝臟是釩的主要儲存庫。最早將釩類化合物應用於人是在1899年，法國的兩位醫生發現糖尿病患者服用釩酸鈉後，尿糖減少；1980年發現釩在體外的類胰島素樣作用，但胰島素問世後，釩不再受到重視。近20年來，隨著對釩化合物的研究逐漸深入，臨床醫生也關注起釩化合物的類胰島素作用，各種學者對無機釩的類胰島素作用及抗糖尿病作用已進行了深入的研究，主要有釩酸鈉、偏釩酸鈉、硫酸氧釩等，為釩的抗糖尿病作用積累了大量有益的資料。

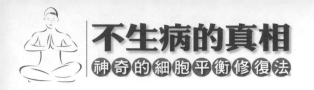

釩的生理功能是多方面的，總結如下：

1.有助於脂肪和膽固醇的新陳代謝。

2.增強機體的造血功能。

3.維護心血管系統和腎臟功能的發揮，加強心肌的收縮能力。

4.促進骨骼和牙齒的生長發育。

5.有類胰島素的作用，能夠促進體內糖類的分解和轉化，為人們進行正常活動提供所需的能量。

1.釩的生理平衡

世界衛生組織要求，正常人每人每日釩需要量為0.1～0.3mg，小兒每人每日需要量為30～90μg。釩的吸收，一是經消化道，二是經呼吸道，但經消化道的吸收率遠遠低於經呼吸道的吸收率，這主要是因為自然界中存在的釩化合物大多不溶於水，不宜被動物所吸收。釩被動物吸收後，約有90％以上儲存於脂肪組織中，少量儲存於骨骼、肝臟和腎臟中，而血液中釩的含量甚微。釩主要通過糞便排出體外，少量經尿排出。

2.釩不平衡的健康危害

因為微量元素釩具有類胰島素的作用，所以人體內缺乏釩會影響到糖類的代謝，有可能患上糖尿病。除此之外，牙齒的保護層牙釉質也易遭到破壞，形成齲齒；而身體的生長發育也會變得遲緩，並影響體內血紅素的合成，易生成貧血症；並會造成脂肪和膽固醇含量失調，有可能導致動脈硬化和心血管疾病的生成等等。釩在體內不易蓄積，因而由食物攝入引起的中毒十分罕見。

3.釩的平衡法

釩的食物來源很廣泛，含量比較豐富的是蔬菜，如蘑菇、歐芹、萵筍、胡蘿蔔、豌豆、黃瓜、韭菜、番茄、茄子等；而一般性來源為

栗子、榛子、松子、花生、扇貝、沙丁魚、鮪魚、龍蝦等堅果和海產品；肉類和水果中的釩含量則比較少。

對於胰島素依賴型糖尿病患者來說，可根據醫囑適量攝取釩，以此來控制病情。

氟（F）

氟主要存在骨骼和牙齒中，其主要作用是維護骨骼和牙齒的健康，其他的生理功能包括以下幾個方面：

1.能夠促進骨骼的正常生長，令骨質堅硬、密實，預防骨質疏鬆症。

2.在牙齒的週邊形成保護層，增強牙齒抵抗細菌酸性腐蝕的能力，並抑制細菌的生成，可令牙齒潔白堅固，預防齲齒。

3.氟還有助於神經系統功能的正常發揮。

4.促進腸胃對鐵的吸收，幫助造血，預防貧血症。

5.調節膽固醇含量，預防動脈硬化。

1.氟的生理平衡

營養學會建議氟的安全和適宜攝入量：6個月以下嬰兒為0.1～0.5mg/d，成年人為1.5～4.0mg/d。氟吸收的部位主要是腸和胃，從腸、胃吸收的氟，能很快進入血液。血液內的氟分為離子型和非離子型兩種，非離子型氟與血漿蛋白結合，不能發揮生理作用；離子型的氟以氟化物的形式參與運輸，並很快進入組織、唾液、腎臟裡，大量

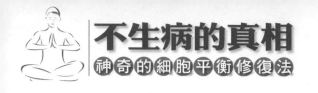

聚集在骨骼及牙齒內，骨骼甚至可稱為人體的「氟庫」。

氟主要經尿液排泄，汗液和糞便也可排泄一定量的氟，唾液、乳汁、眼淚、頭髮和指甲等亦可排出極少量的氟。尿排排氟的速度快、數量大，成人每天吸收的氟約有50%經尿排出；其餘的絕大部分蓄積在骨骼內。一次經口攝取氟後，1小時即可經尿液排泄攝入量的10%，4小時達40%，12小時達43%，24小時則接近50%；經呼吸道攝入的氟也可經由尿液迅速排出；糞便也是氟排泄的一種途徑，經糞便排出的氟約占排泄總氟量的10%。

2.氟不平衡的健康危害

人體內缺乏氟會導致鈣、磷代謝異常，從而影響到骨骼和牙齒對鈣和磷的吸收，導致骨質疏鬆、脆弱，骨骼生長緩慢，並有損牙齒的健康生長，易患上骨質疏鬆症和齲齒等，會出現牙齦萎縮、牙根暴露、牙齒斷裂等現象；既令牙齒疼痛難忍，又不美觀。

牙齒和骨產生氟過量蓄積（氟中毒）是與攝入的濃度和時期有關，飲用水含量大於10ppm的人群常受其影響。氟中毒在氟攝入量偏高期間生長的恆齒最為明顯，只有攝入量非常高時才會影響乳牙。最早的變化是釉質表面不規則地分佈著一些白堊色斑點，這些斑點逐漸變成黃色或褐色，而形成特有的花斑狀外觀。

3.氟元素的平衡法

供水氟化是預防齲齒最簡便而有效的方法，如飲水無氟化的人群則可服用2mg氟化鈉片劑，可增加1mg氟以防齲齒。

氟防齲齒的最佳措施是每日膳食中攝入氟1.5mg/d或稍多。氟含量比較豐富的食物是茶葉，因此，常飲用茶水有助於補充氟。另外，鱈魚、沙丁魚、鮭魚、蘋果、牛奶、雞蛋、鴨蛋、羊肉、牛肉、小麥、大米、魚、肉和穀類食品也含有氟，都可作為補充來源。

地方性氟中毒的預防主要為低氟水源、減少食物的含氟量和藥物除氟，至於此症的治療，目前並無特效療法，常用的方法為適當補充鈣、維生素B和維生素C，同時減少氟的吸收並增加氟的排出量。

鉛（Pb）

鉛進入人體的途徑主要為：消化道、呼吸道、皮膚，其中，消化道是非職業性鉛暴露時鉛吸收的主要途徑。在成人，消化道對鉛的吸收率為5%～10%，兒童為42%～53%，甚至高達90%～98.5%。鉛進入消化道後首先要在腸腔內成為游離鉛離子才能被小腸吸收，因此其吸收率的高低與鉛在腸腔內的溶解度密切相關。兒童儲存池中的鉛流動性較大，容易向血液和軟組織移動，增加了內源性鉛暴露的危險。

95%以上的鉛存在於紅血球，會與血紅蛋白結合，離子鈣能置換紅血球膜中的鉛。腦組織是鉛的重要標靶器官之一，年齡越小，對鉛的血-腦屏障通透性越高，這也是兒童對鉛毒性的易感性比成人顯著較高的主要原因。

1.鉛不平衡的健康危害

鉛在體內的安全量是零，鉛在體內增多後，主要的健康危害為以下幾個方面：

神經毒性：損傷大腦和神經，導致兒童智力低下，反應遲鈍、多動、注意力不集中，易激怒、運動失調。血鉛上升10μg/dl，智商下降6～8分。

免疫系統毒性：易感冒，扁桃腺炎和上呼吸道反復感染。

消化功能毒性：食欲缺乏、偏食異食、不明原因腹痛、噁心、嘔吐、腹瀉、便秘。

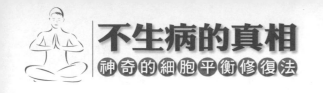

造血系統毒性：阻斷血紅蛋白合成，增加紅血球破壞，造成貧血。

營養代謝毒性：影響微量元素和維生素代謝，表現為吃飯、睡眠不好、頭髮稀疏發黃、指甲發育不良，聽力下降、學習困難等。

生長發育毒性：鉛抑制生長激素、促甲狀腺素的合成分泌，干擾能量代謝，延緩兒童體格發育。血鉛每上升10 μ g/dl，身高減少1～3cm。

2.鉛元素的平衡法

鉛廣泛存在於我們生活周圍，汽車廢氣、油漆、塗料、蓄電池、家庭裝修、玩具、餐具、化妝品、包裝材料等都是鉛污染的來源。鉛的平衡療法主要有兩個方面：排鉛和鉛的預防。排鉛主要通過膳食，充足的鈣、鋅、鐵、維生素C、維生素B和蛋白質有助於減少鉛的吸收，促進鉛的排泄。

鉛中毒的預防主要為以下七個方面：

● 要定期篩查血鉛，對兒童來講，鉛的預防比成年人重要，1～6歲的兒童最好每年測查一次血鉛。

●家庭裝飾、裝修使用正規品牌、品質好的環保材料。

●兒童玩具品質要好，定期擦拭和清洗表面附著的鉛塵。

●兒童餐具儘量避免使用有色彩和圖案的餐具。

●家長不要帶小孩去路邊玩耍、長時間停留，以防吸入過多的汽車廢氣和鉛塵。

●養成良好的衛生習慣，經常洗手，家長用濕法清掃室內衛生，定時開窗通風。

●每天早上用自來水時，應先將水龍頭打開1～5分鐘（早年自來水管道材料中含鉛較高），請勿將這段水用以烹食和為小孩調製奶粉。

鎘（Cd）

　　成人允許值為：男0.42(μg/g)，女0.36(μg/g)；兒童允許值為：男0.22(μg/g)，女0.2(μg/g)。鎘通過食物、水、空氣進入人體後，分佈在全身各個器官，主要貯存於肝、腎組織中，骨骼中比較少。腎臟中含鎘量隨接觸年限的增加而增加，但是只要短期接觸，在脫離10年後仍能有鎘的排出，說明鎘一旦進入人體就不容易排出。

1.鎘不平衡的健康危害

　　嚴重影響兒童智力發育，導致神經系統功能紊亂。危害胎盤發育，致畸胎率高，畸形類型多，慢性支氣管炎、肺氣腫、蛋白尿、腎炎、腎結石、動脈高血壓、毒血症、癌症、衰老等。

2.鎘元素的平衡法

　　對一般人來講，主要從食物和吸煙來攝入鎘。食物因為污染，如農作物生長在受鎘污染的土壤中、以受鎘污染的水澆灌或施用了含鎘的肥料，其鎘含量可能較高。同樣，陸上動物如所吃的牧草或飼料含有鎘，其內臟（腎及肝）的鎘含量亦可能較高。魚類和貝類如生活在受污染的水域，亦會攝取到鎘。因此，食物中鎘含量可能偏高的食物為豬肝臟、腎臟和貝類等。吸煙是攝入鎘的另一來源，每天抽20支煙會攝取到1～4μg鎘，因此吸煙者每天攝取的鎘量可能較非吸煙者高出一倍。

　　對於特殊工種人群來講，會從工作環境中吸入鎘，例如在熔煉或提煉純金屬的過程中吸入含有鎘的煙或塵，又或是在鎘製品工廠中吸入含有鎘的空氣。

　　鎘的平衡療法主要在兩個方面：排鎘和鎘在食物中的污染預防。排鎘主要以膳食為主，常用的有海蠣、羊肉、蘑菇、乾棗、核桃、大

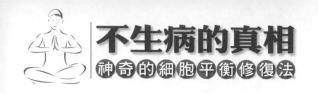

蒜、海帶、水果和相應的營養食品；預防鎘污染則要加強食品檢驗，並對農作物種植過程進行嚴密監督。

汞（Hg）

汞在日常生活中又稱水銀。金屬汞進入人體後，很快被氧化成汞離子，汞離子可與體內酶或蛋白質中許多帶負電的基團如巰基等結合，使細胞內許多代謝途徑，如能量的生成、蛋白質和核酸的合成受到影響，從而影響了細胞的功能和生長。

因種類不同，汞及汞化物進入人體後，會蓄積在不同的部位，從而造成這些部位受損。如金屬汞主要蓄積在腎和腦，無機汞主要蓄積在腎臟，而有機汞主要蓄積在血液及中樞神經系統。因此，汞對人體的危害主要累及中樞神經系統、消化系統及腎臟，此外對呼吸系統、皮膚、血液及眼睛也有一定的影響。

1.汞不平衡的健康危害

汞及汞化合物對人體的損害與進入體內的汞量有關，當尿汞值超過0.05mg/L時即可引起汞中毒。汞中毒分急性和慢性。

急性汞中毒：由呼吸道或消化道進入體內大量的金屬汞或汞化物後，數小時至數日內可出現頭暈、全身乏力、發熱、口腔炎以及噁心、腹痛、腹瀉等症狀。嚴重時可導致急性肺水腫和急性腎衰竭（近曲小管壞死）。

慢性汞中毒：長期接觸低濃度汞及汞化物引起的職業性中毒，可分輕、中和重度中毒三個級別。

●**輕度：**全身乏力、頭昏、頭痛、睡眠障礙；輕度情緒改變，如急躁、易怒、好哭等；手指、舌、眼瞼輕度震顫；消化道功能紊亂，

患者有口腔炎，口中有金屬味。

●**中度**：精神性格有明顯改變；記憶力顯著降低，影響到工作和生活；手、舌、眼瞼震顫明顯，情緒緊張時震顫加劇。

●**重度**：明顯的神經精神症狀；汞中毒性腦病，表現為四肢及全身粗大震顫、共濟失調、癡呆。

2.汞元素的平衡法

人體內汞的來源主要為食物和職業性汞中毒。食物主要表現為海洋的汞污染，許多魚體內含有汞，孕婦攝取汞會威脅胎兒神經發育，專家建議，孕婦應儘量避免攝取含汞量高的魚類，比如汞污染的帶魚、沙丁魚、鮪魚、鰹魚、鮭魚等。

職業性汞中毒主要為採取有效的預防措施，具體來講有如下七個方面：

●改善勞動條件，以低毒或無毒代替有毒。工人的勞動環境應定期檢測，並使空氣中汞蒸氣的濃度低於最高允許濃度，金屬汞濃度低於0.01mg/m^3，升汞低於0.1mg/m^3，有機汞濃度低於0.05mg/m^3。

●加強個人防護及衛生監督。汞作業工人上班時應穿工作服，下班後應沐浴並將工作服鎖在指定的通風櫃內。不准在車間內進食、飲水和吸煙。在汞濃度超標環境中作業時，應正確佩戴個人防護用品。

●汞作業職工必須定期體檢。體檢時神經和腎臟受損的早期症狀要特別注意，發現汞中毒應及時治療。

●女職工不得從事重汞作業，妊娠期、哺乳期的女工應調離接觸汞作業單位。

●企業在規劃生產模式時必須保證使最少量的職工接觸汞。

●防止意外食入過量的汞化合物，避免食用被汞污染的食品。服用含汞藥物應嚴格控制劑量。體溫計破碎後，潑灑出的金屬汞應及時

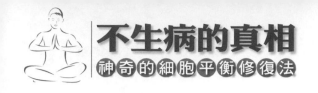
妥善處理，防止長期污染居室環境。

●加強宣傳教育和普及衛生知識，預防生活性汞中毒。

砷（As）

砷是必需微量元素，在某些酶反應中起作用，以砷酸鹽替代磷酸鹽作為酶的啟動劑，以亞砷酸鹽的形式與巰基反應作為酶抑制劑，從而可明顯影響某些酶的活性。

1.砷的生理平衡

人的砷需要量為6.25μg/4.18MJ～12.5μg/4.18MJ，世界各地砷的攝入量一般為12～40μg，但攝入海產品多的人，砷的攝入量可達到每天195μg。

膳食中各種砷很容易被吸收，也可通過皮膚或呼吸進入體內。無機砷酸鹽和亞砷酸鹽的水溶液中的砷有90%以上可被吸收，不同形式的有機砷其砷的吸收程度也不一樣。砷被吸收後在肝臟進行甲基化，並受體內谷胱甘肽、蛋氨酸和膽鹼狀態的影響。砷以甲基化衍生物的形式由尿液排出。

2.砷不平衡的健康危害

所有物種在缺砷時都表現出各種器官內礦物質含量的變化。對砷缺乏的某些應答反應取決於應激因數或其他因素的存在。砷缺乏最一致的表現是生長抑制和生殖異常，後者的特徵是受精能力損傷和圍產期死亡率增加。

常說的砒霜中毒，就是急性砷中毒。總砷指無機和有機化合物中砷的總量。長期低劑量攝入砷化物達一定程度，會導致慢性砷中毒，引起神經衰弱症候群，皮膚色素異常，多發性末梢神經炎，支氣管、

肺部疾患以及末梢血管循環障礙等。流行病學研究表明，長期接觸砷與皮膚癌、肺癌的發生有明確的因果關係，並與肝癌、膀胱癌等內臟癌的發生密切相關。

3.砷元素的平衡法

魚、海產品、穀類和糧穀製品是砷的主要膳食來源。要預防砷中毒，要從以下五個方面入手：

●控制砷污染：含砷污水、廢氣必須經過處理方可排放。

●對從事砷作業的工人要定期體檢，有呼吸道疾病、肝腎、血液疾病及皮膚疾病者應調離砷作業單位。

●要加強個人防護，使用防毒口罩、防護服、工作鞋等。

●要控制砷化物粉塵的飛揚，對產塵設備要密閉，回收、安裝通風裝置，防止氣體溢散。

●禁止在工作場所飲食，工作後要仔細清洗。

▌鋁（Al）

鋁是有毒元素，每天隨普通食品進入體內的鋁為10～20mg，對腎功能正常的人無害。鋁進入人體後大部分會被排出，也有一些留在體內器官中，當累積到超過正常值5～10倍時，就會對健康造成危害。

1.鋁不平衡的健康危害

現已明確將它劃入有害元素。鋁在人體內不斷地蓄積和進行生理作用，還會導致腦病、骨病、腎病和非缺鐵性貧血。

腦細胞毒性：腦組織對鋁元素有親和性，腦組織中的鋁沉積過多，可使人記憶力減退、智力低下、行動遲鈍、催人衰老。

骨骼系統毒性：身體中含鋁量過多，會招致骨骼脫鈣、骨軟化及

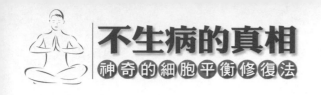

骨萎縮，甚至發生骨折。

消化系統毒性：長期口服鋁或鋁化物會使胃酸及胃液的分泌量減少，進而干擾消化過程及降低消化能力。

2.鋁元素的平衡法

鋁雖然存在於天然食物中，但含量一般比較低。而加入含鋁食物添加劑的食物是攝入鋁的主要來源，比如食品加工時使用含鋁添加劑作為膨脹劑或膨鬆劑、固化劑、抗結劑和軟色劑。

鋁元素的平衡療法主要從以下四個方面著手：

膳食排鋁：平時吃一些含維生素C的食物，或者補充微量元素硒，有助於排出鋁元素，比如海蜇、海帶、黑芝麻、大蒜、芹菜、山楂、水果等。

膳食防鋁：常吃健腦食品，可多食核桃仁、芝麻、綠豆等健腦食品，不食用含鋁量多的食物，少吃或不吃使用含鋁食品添加劑製作的油餅、油條、糕點、麵包及餅乾等食物。

用具防鋁：正確使用鋁製炊具。

運動防鋁：多做健身活動，加強健腦鍛煉，多看書報、多思考、常下棋、多與人交談、多參加體育活動等。

▎鋰（Li）

鋰極易被人體吸收，也很容易通過腎臟排泄。鋰與大腦和情緒功能有關，大量使用時用於治療狂躁抑鬱紊亂症，小量使用時在營養學上用於平衡狂亂或抑鬱的情緒。有時用於治療酒精中毒。

鋰的需求量目前還沒有明確的規定，但是大部分人每天從飲食裡攝入大約2mg的鋰。用鋰治療情緒穩定的自然療法裡，每天鋰的使用

量為10～30mg，內科醫生和精神病醫生在醫療過程中，每天使用1000～15000mg的鋰，只要醫生允許即可。

1.鋰不平衡的健康危害

鋰是一種存在在土壤裡的金屬，在醫學上用於治療狂躁抑鬱紊亂症。科學家還不能確定，這種金屬物質是否是一種必需的營養素，鋰的缺乏是否會導致情緒紊亂。鋰中毒現象僅僅出現在人們使用處方藥的時候。

2.鋰元素的平衡法

主要可從膳食中獲得。如果植物生長的土壤中富含鋰，那麼許多食物都含有鋰。一些礦泉水和海草裡也含有這種金屬物質。

錫（Sn）

錫主要的生理功能表現在抗腫瘤方面，因為錫在人體的胸腺中能夠產生抗腫瘤的錫化合物，抑制癌細胞生成。有專家發現乳腺癌、肺癌、結腸癌等疾病患者的腫瘤組織中錫含量比較少，低於其他正常的組織。此外，錫還能促進蛋白質和核酸的合成，有利於身體的生長發育，並且組成多種酶以及參與黃素酶的生物反應，能夠增強體內環境的穩定性等。

1.錫的生理平衡

成人需攝取錫2～3mg/d，一般從膳食及飲水中攝取已足夠。當體內錫不缺乏時，即使補充錫也不會被吸收；然而如果體內缺錫，則能被較多的吸收。組織內低集聚、快轉運是錫的代謝特點，就連骨骼內，錫的半衰期也僅為20～40d。錫主要從糞便和尿液中排出，其排出量維持著體內錫的平衡。

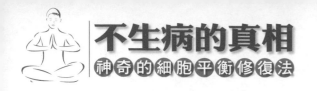
2.錫不平衡的健康危害

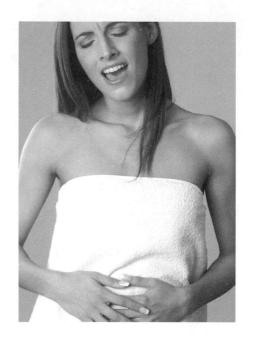

人體內缺乏錫會導致蛋白質和核酸的代謝異常，阻礙生長發育，尤其是兒童，嚴重者會患上侏儒症。人們食入或者吸入過多的錫，就有可能出現頭暈、腹瀉、噁心、胸悶、呼吸急促、口乾等不良症狀，且會導致血清中鈣含量降低，嚴重時還有可能引發腸胃炎。而工業中的錫中毒，則會導致神經系統、肝臟功能、皮膚黏膜等受到損害。

3.錫的平衡法

主要為控制錫的攝入量。錫含量比較豐富的食物有雞胸肉、牛肉、羊排、黑麥、龍蝦、玉米、黑豌豆、蘑菇、甜菜、甘藍、咖啡、糖蜜、花生、牛奶、香蕉、大蒜等。另外，罐頭沙丁魚、菠菜、蘆筍、桃子、胡蘿蔔等也含有較為豐富的錫，但多吃罐頭食品對身體沒有好處，故應慎食。

溴（Br）

正常人體內的溴含量高達200mg，其中60%分佈於肌肉內，其餘的分佈在血液和重體前葉。溴在原始人體內含量約為1.0ppm，在現代人體內已升高到2.9ppm。

溴對人體的中樞神經系統和大腦皮層的高級神經活動具有抑制和

調節作用，在醫學上廣泛應用溴製劑治療神經過敏症和精神衰弱症的良好療效已為人們所熟知，如著名的巴甫洛夫合劑（含溴化鉀2％）及三溴合劑，在醫療上就具有鎮靜和催眠作用，溴製劑與某些藥物共同施用還可治療驚厥和癲癇症。溴礦泉水也廣泛用於治療神經官能症、自主神經紊亂症、神經痛和失眠等。

1.溴不平衡的健康危害

溴過多攝入可能引起高級神經活動障礙，如出現表情淡漠、嗜睡、智力減退、神經紊亂、抑制，甚至出現運動紊亂，視、聽及觸覺失常等症狀。

2.溴的平衡法

溴的天然資源主要是海水和古海洋的沉積物，即岩鹽礦。地球上約99％的溴存在於海水中，故溴有「海洋元素」之稱。海水中含溴約65mg/L，屬於豐度較大的微量元素。某些岩鹽礦的母液和鹽湖水中，亦含有海源溴化物。此外某些海洋生物體含有少量化合態的溴，如海兔毒素、二溴靛藍等。

鍺（Ge）

鍺是一種銀白色金屬，主要用於半導體工業，製造電晶體、二極體和電子高能原料，製造金屬增加合金硬度，還用於醫藥工業。

鍺普遍存在於人體中，人體中的部分酶蛋白，大腦中的皮質和灰質中，均含有微量元素鍺。其生理作用主要表現為以下幾個方面：

1.有機鍺的抗腫瘤作用。

2.有機鍺的降高血壓作用。

3.有機鍺的抗衰老作用。

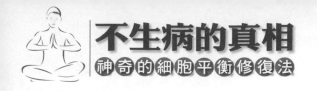
4.有機鍺的防治動脈硬化作用。

5.有機鍺治療慢性肝炎。

6.有機鍺對血液系統的影響。

7.有機鍺治療骨質疏鬆症。

8.有機鍺治療風濕性關節炎。

1.鍺的生理平衡

有機鍺的保健劑量為15～30mg/d，各種天然食物均不同程度地含有鍺，換算一下成人每天的鍺攝取量為400～3500μg。鍺主要由消化道迅速吸收，口服後3小時血液濃度高達高峰值，24小時幾乎全部排泄完，24～36小時內尿液和糞便中的總排泄量為100％，吸收後鍺大部分位於細胞外血漿中，小部分在血細胞裡，口服3小時後小腸濃度最高，分佈在各臟器、甲狀腺內濃度較高，腎和肝臟濃度也高，從尿液和糞便排出，吸收後的鍺經血液分佈到體內各臟器，並經腎排出，無明顯的蓄積作用，屬於不蓄積的微量元素。腎臟和肝臟殘留少量鍺。

2.鍺不平衡的健康危害

鍺及其化合物屬低毒，鍺吸收排泄迅速，經肝腎從尿液中排出，肝臟和腎臟僅有微量鍺。大量研究表明，有機鍺化合物具有抗癌、抗衰老、抗高血壓、抗炎鎮痛、抗氧化和調節免疫功能作用，鍺在將來有可能列為人體必需微量元素，鍺的缺乏將會在這些生理功能方面產生很大影響。

3.鍺的平衡法

主要有兩種方法：食用含鍺較高的食品和佩戴鍺製品。含鍺的食物有大豆、馬鈴薯、牛肝、羊肝、雞肝、鮪魚、沙丁魚、海蚌、螃蟹、芹菜、茄子、南瓜、黃瓜、白菜、菠菜、大蔥等。

鋇（Ba）

鋇存在於自然界，以重晶石（$BaSO_4$）和毒重石（$BaCO_3$）的形式存在，金屬鋇主要用於製造合金；鋇礦開採、冶煉、製造，使用鋇化合物過程中也都可接觸鋇。對一般人來講，接觸鋇元素，就是在醫院的放射科檢查胃腸道時吃一頓鋇餐。其實，鋇及其化合物用途甚廣，常見鋇鹽有硫酸鋇、碳酸鋇、氯化鋇、硫化鋇、硝酸鋇、氧化鋇等，除硫酸鋇外，其他鋇鹽均有毒性。

人們在接觸鋇的化合物過程中，認識到鋇的化合物是有毒的，今天被用來作為毒鼠藥，而對人的毒害與升汞也不相上下。但是硫酸鋇是沒有毒的，它既不溶於水，也不溶於酸或鹼中，因而它不會產生有毒的鋇離子，它還具有阻止射線通過的能力，因此在利用X射線檢查腸胃中是否存在病變時，醫生讓你服用它，吃一頓鋇餐。硫酸鋇沒有任何氣味，吃後會自動排出體外。

1.鋇不平衡的健康危害

急性碳酸鋇（毒鼠藥）中毒臨床上很少見，多為誤服所致。碳酸鋇為可溶性鹽，對人體有劇毒，中毒量為0.2～0.5g，致死量0.8～3.0g。鋇鹽對各種肌肉有強烈而持續的刺激作用，興奮心肌使心肌的應激性和傳導性增強，心跳加快，嚴重時轉為抑制心肌的興奮傳導，出現心動過緩、傳導阻滯、室性及房性早搏，氣管平滑肌收縮以至痙攣，嘔吐、腹痛、腹瀉，肌纖維顫動抽搐，運動障礙，低血鉀症。如果由於靜脈注射發生中毒時，常不會出現胃腸道症狀而迅速死於心臟病變。

2.鋇的平衡法

主要為急性碳酸鋇（毒鼠藥）中毒的治療和預防兩個方面，如果

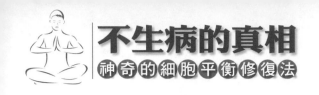

誤食鋇鹽，可迅速服用硫酸鎂溶液解毒。鋇鹽中毒的預防主要從以下六個方面著手：

● 可溶性鋇鹽要加強保管，容器上要有明顯的有毒警告標誌，絕對不許與麵粉、食用鹼等食品放在一個倉庫內保管，以杜絕誤食。

● 生產設備應密閉化，建立車間清掃制度，安裝通風除塵設備。

● 嚴格操作規章制度，工人要有自身防護措施，如佩戴防護面具；培訓自救知識，出現症狀應迅速脫離現場等。

● 嚴格設備檢修制度，車間內應有沖洗設備，以備灼傷時及時沖洗，生產設備故障維修時，工人必須佩戴防護用品。

● 禁止在車間內吸煙、進食、飲水，班後漱口、換工作服。

● 工作前要做健康體檢，如有神經、肌肉、心血管系統疾病等職業禁忌症者，不得從事鋇作業；孕婦及哺乳期婦女應避免鋇作業。

▌ 鉍（Bi）

鉍主要用於製造易熔合金，熔點範圍是47～262℃，最常用的是鉍和鉛、錫、銻、銦等金屬組成合金，用於消防裝置、自動噴水器、鍋爐的安全塞，一旦發生火災時，一些水管的活塞會「自動」熔化，噴出水來。在消防和電氣工業上，用作自動滅火系統和電器保險絲、焊錫。鉍合金具有凝固時不收縮的特性，用於鑄造印刷鉛字和高精度鑄型。碳酸氧鉍和硝酸氧鉍用於治療皮膚損傷和腸胃病。

鉍劑吸收入血後，會在肝臟匯管區細胞、下丘腦細胞、舌下神經核細胞及腎近曲小管細胞中蓄積，吸收的鉍劑最後以髓樣小體的形式經腎臟排出體外。

1.鉍不平衡的危害

急性鉍中毒主要為經口進入，因為有肝、腎損害，可致肝大、黃疸，尿內出現蛋白及管型，甚至發生急性肝、腎衰竭。根據服用的鉍劑不同，其臨床表現也不一樣。大量鹼式硝酸鉍中毒，可同時出現亞硝酸鹽中毒的症狀，如頭昏、面紅、脈速、胸部壓迫感、呼吸困難以及由於高鐵血紅蛋白血症引起的發紺；重症由於心、血管麻痺，會發生血壓降低、休克等。

因次沒食子酸鉍、碳酸鉍、矽酸鉍等中毒所引起的腦病，其前驅症狀有頭痛、失眠、精神異常；稍後，可突然發生明顯的腦病症狀，如精神錯亂、肌肉強直、運動失調、構音障礙、幻覺、驚厥等。對鉍鹽過敏者，肌注後可出現發熱、皮疹、急性溶血，偶見剝脫性皮炎。長期使用鉍劑可致多發性神經炎、口炎、齒齦腫脹，口腔黏膜的色素沉著及牙齦上發生黑線。

2.鉍元素的平衡法

主要為中毒的處理和中毒的預防。鹼式硝酸鉍、次沒食子酸鉍或複方鉛酸鉍（複方鋁酸鉍，每片含鋁酸鉍200mg）等無機鉍鹽如過量服用，會因血中鉍濃度升高而中毒，引起腦病。如出現上述中毒表現時，應立即停藥。口服過量者儘早洗胃，應用二巰丙醇、二巰丙磺鈉等金屬解毒藥，並給予對症治療。

在中毒預防方面，必須嚴格遵守鉍劑的使用方法和使用量。

▌鍶（Sr）

鍶也是人體必需微量元素之一，與鈹、鎂、鈣、鋇為同一族，因此在人體內的代謝與鈣極為相似。鍶可促進動物骨骼鈣的代謝，促進骨骼發育成長，是人體骨骼及牙齒的組成部分。研究發現維生素D

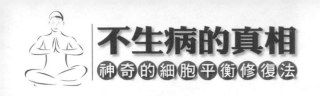

不僅影響鈣的吸收，同時也影響鍶的吸收。缺乏維生素D的佝僂病患者，骨骼內鍶的含量也明顯減少。當體內因缺鈣而引起搐搦時，血內鍶也減少，說明鍶與鈣有同樣的生理功能，同樣地影響了神經肌肉的興奮性和骨骼的發育成長。

最近的研究發現，患有冠心病及肺心病的患者頭髮內鍶含量明顯低於健康人。還有長壽老人聚居地的土壤和水中鍶明顯高於對照組地區，說明鍶與維持人體正常生理功能有密切關係。

正常成年人體內含鍶約320mg，絕大部分的鍶（約99%）分佈在骨骼和牙齒內。成年人每天攝入鍶2mg即可滿足機體生理的需要。

1.鍶不平衡的健康危害

由缺鍶引起的疾病有齲齒及骨質疏鬆症。鍶缺乏容易引起骨折難癒合，副甲狀腺功能不全等原因引起的抽搐症，及白髮、齲齒、老年性骨質疏鬆症。鍶過量時不利於骨骼生長發育過快，表現為關節粗大和骨骼變形，變脆，骨肉萎縮及貧血等。鍶與鈉有拮抗作用，缺鈉時會引起熱痙攣病。鍶與鎂、鋅比例失調也會影響人體的正常代謝。

2.鍶的平衡法

主要通過膳食和服用鍶營養補充產品。食物中，含鍶元素的主要有小麥、穀物、山楂、海參、紫菜、黑棗、萵苣、黑芝麻，其中黃豆為3.7（μg·g^{-1}），小麥為0.48（μg·g^{-1}）～0.86（μg·g^{-1}），大米為0.403（μg·g^{-1}）±0.092（μg·g^{-1}）。鍶營養補充產品，常用的有溴化鍶、碘化鍶、乳酸鍶、水楊酸鍶。

第6章 維生素平衡與健康

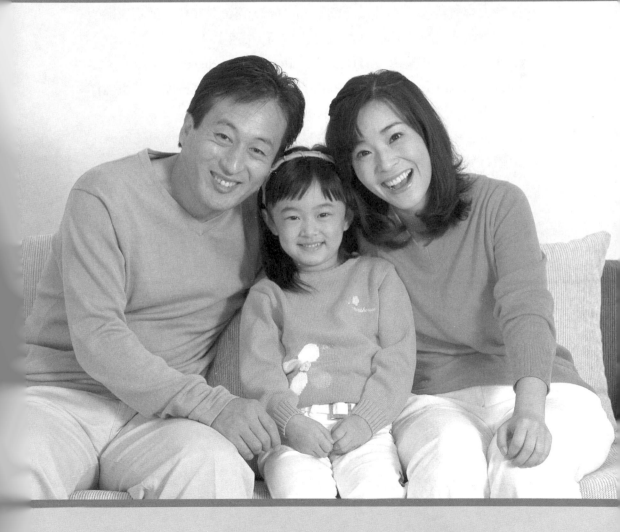

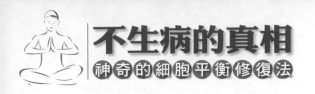

維生素A

維生素A（vitaminA）又稱視黃醇，是最早被發現的維生素，包括維生素A_1、維生素A_2兩種。視黃醇可由植物來源的β-胡蘿蔔素合成，在體內β-胡蘿蔔素-15、15'-雙氧酶（雙加氧酶）催化下，可將β-胡蘿蔔素轉變為兩分子的視黃醛（retinal），視黃醛在視黃醛還原酶的作用下還原為視黃醇。故β-胡蘿蔔素也稱為維生素A原。

維生素A的計量單位有USP（United States Pharmocopea）、IU（International Units）、RE（Retinol Equivalents）等三種。其生理作用主要表現在以下三個方面：

1.維生素A可促進眼內感光色素的形成，維持正常的視覺反應，防止夜盲症和視力減退，有助於對多種眼疾的治療。

2.維持上皮組織的正常形態與功能，維護皮膚細胞功能的作用，可使皮膚柔軟細嫩，有防皺去皺功效。

3.維持正常的骨骼發育。

1.維生素A的生理平衡

預防用量口服，男性成人每日5000IU（1500RE），女性成人每日4000IU（1200RE），孕婦每日5000IU（1500RE），乳母每日6000IU（1800RE）。成人每天不能超過6000IU，嬰兒不能超過1500IU，1～6歲兒童不能超過2500IU。

2.維生素A不平衡的健康危害

缺乏維生素A會使上皮細胞的功能減退，導致皮膚彈性下降，乾燥，粗糙，失去光澤。

維生素A過量服用會引起慢性或急性中毒。成人連續幾個月每天攝取50000IU以上會引起中毒現象；幼兒如果在一天內攝取超過

18500IU則會引起中毒現象。主要表現：由於破骨細胞活性增強，導致骨質脫鈣、骨脆性增加、生長受抑、長骨變粗及骨關節疼痛；皮膚乾燥、發癢、鱗皮、皮疹、脫皮、脫髮、指（趾）甲易脆；易激動、疲乏、頭痛、噁心、嘔吐、肌肉無力、坐立不安；食欲降低、腹痛、腹瀉、肝脾腫大、黃疸；血液中血紅蛋白和鉀減少，凝血時間延長，易於出血。孕婦攝入大量維生素A有可能致胎兒畸形，如泌尿道畸形、生長遲緩、早期骨骺關閉等。

3.維生素A的平衡法

　　成人維生素A缺乏，每日口服 1萬～2.5萬IU（3000～7500RE），服用1～2周；眼乾燥症，每日口服2.5萬～5萬IU（7500～15000RE），服用1～2周。

　　維生素A主要來源是動物性食物，如各種動物的肝、腎、蛋黃、魚肝油等。植物食物中不含維生素A，但含有 β-胡蘿蔔素，可在人體小腸黏膜內轉變成維生素A而發揮功效，主要存在於各種蔬菜水果中，如菠菜、胡蘿蔔、空心菜、青辣椒以及水果中的杏、柿子、橘子等。

維生素B$_1$

　　維生素B$_1$又稱硫胺素或抗神經炎素，為白色結晶或結晶性粉末，有微弱的特臭，味苦，有引濕性，露置在空氣中易吸收水分，遇光和熱效價下降，故應置於遮光、涼處保存，不宜久貯。

1.維生素B$_1$的生理平衡

　　成人的建議每日攝取量是1.0～1.5mg，妊娠、哺乳期每天攝取1.5～1.6mg；在生病、生活緊張、接受手術時要增加必要用量。這種水溶

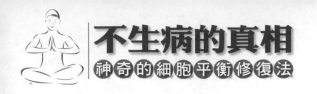
性維生素是沒有副作用的，多餘的分量會完全排出體外，不會滯留在人體中。

2.維生素B$_1$不平衡的健康危害

維生素B$_1$缺乏常由於攝入不足、需要量增高和吸收利用障礙；肝損害、飲酒也會引起；長期洗腎的腎病者、完全胃腸外營養的患者以及長期慢性發熱患者都可能發生。主要表現為以下三類腳氣病：乾性腳氣病、濕性腳氣病和嬰兒腳氣病。

3.維生素B$_1$的平衡法

腳氣病：成人一次5～10mg，一日3次；兒童一日10mg。

維生素B$_1$缺乏症：成人一次5～10mg，一日3次；兒童一日10～50mg，分次服。

妊娠期缺乏症：一日5～10mg。

嗜酒致維生素B$_1$缺乏症：一日40mg。食物來源有酵母、米糠、全麥、燕麥、花生、豬肉、大多數種類的蔬菜、麥麩、牛奶。

維生素B$_2$

維生素B$_2$又稱核黃素，它是人體必需的13種維生素之一，是機體中許多酶系統重要輔基的組成成分，參與物質和能量代謝。其生理功能主要表現在四個方面：

1.利尿消腫。

2.防治腫瘤。

3.降低心腦血管病的發生。

4.核黃素還與人的性生活品質有關，當人體缺少核黃素，尤其是嚴重缺乏時，人體腔道的黏膜層就會出現問題，引起黏膜病變，造成

性欲減退、性冷淡。

1.維生素B$_2$的生理平衡

　　成人的建議每日攝取量是1.7mg；妊娠期間需要1.6mg；哺乳期間，頭6個月要攝取1.8mg，之後的6個月為1.7mg；出生至3歲嬰幼兒0.4～0.8mg；4～6歲小兒1.1mg；7～10歲小兒1.2mg；常處於緊張狀態的人請增加攝取量。服用避孕藥、妊娠中、哺乳期的婦女需要更多的維生素B$_2$；不常吃瘦肉和乳製品的人應當增加維生素B$_2$的攝取量。因潰瘍或糖尿病而長期進行飲食控制的人較易產生維生素B$_2$不足的現象。

2.維生素B$_2$不平衡的健康危害

　　與所有其他維生素不同，輕微缺乏維生素B$_2$不會引起人體任何嚴重疾病，但嚴重缺乏維生素B$_2$會引起一些病症如：口角炎、舌炎、鼻和臉部的脂溢性皮炎，眼睛角膜發紅，充血等。據目前所知，維生素B$_2$沒有毒性。

3.維生素B$_2$的平衡法

　　成人治療維生素B$_2$缺乏：一次5～10mg，一日10～35mg；數日後減為補充膳食所需量，每日1～4mg。兒童治療維生素B$_2$缺乏：小兒12歲及12歲以上，一日3～10mg，數日後改為補充膳食所需量，每1kcal熱量攝入0.6mg。

　　食物來源：奶類及其製品、動物肝臟與腎臟、蛋黃、鱔魚、胡蘿蔔、釀造酵母、香菇、紫菜、茄子、魚、芹菜、橘子、柑、橙等。成年人每日吃1兩動物肝、或2斤黃豆、或3棵生菜、或3～4朵香菇，可滿足需要。需要說明的是，維生素B$_2$與維生素B$_6$、維生素C及葉酸一起作用，效果最佳。

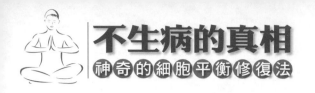

維生素B₃

維生素B₃也稱作煙酸，或維生素PP，耐熱，能昇華。它是人體必需的13種維生素之一，是一種水溶性維生素，屬於維生素B族。煙酸在人體內轉化為煙醯胺，煙醯胺是輔酶Ⅰ和輔酶Ⅱ的組成部分，參與體內脂質代謝，組織呼吸的氧化過程和糖類無氧分解的過程。

維生素B₃的生理功能主要為：促進消化系統的健康，減輕胃腸障礙；使皮膚更健康；預防和緩解嚴重的偏頭痛；促進血液循環，使血壓下降；減輕腹瀉現象；減輕美尼爾氏症（Menieres syndrome）的不適症狀；使人體能充分利用食物來增加能量；治療口腔、嘴唇炎症，防止口臭；降低膽固醇及甘油三酯。

1.維生素B₃的生理平衡

成人口服：每次50～200mg，一天3次。

2.維生素B₃的平衡法

藥物治療：成人糙皮病，常用量為每次50～100mg，每日500mg，如有胃部不適，宜與牛奶同服或進餐時服，一般同時服用維生素B₁、維生素B₂、維生素B₆各5mg。成人抗高血脂，開始口服100mg，一日3次，4～7日後可增加至每次1～2g，一日3次。兒童糙皮病，常用量為每次25～50mg，一日2～3次。

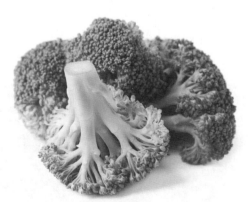

食物來源：牛肉、綠花椰菜、胡蘿蔔、乳酪、玉米粉、雞蛋、魚、牛奶、豬肉、馬鈴薯、番茄、全麥、動物肝臟與腎臟、瘦肉、啤酒酵母、

麥芽、花生、白色家禽肉、無花果、乾李、青花魚、旗魚、羊奶、燕麥、玉米、綠豆、蠶豆、洋蔥、芹菜、紫菜、鯉魚。

維生素B₅

維生素B₅是一種水溶性B族維生素，在動植物中廣泛分佈，故名泛酸，泛酸首先是由科學家威來母氏從肝臟中分離提取成功，在1940年人工合成成功。泛酸的活性形式是輔酶A（CoA）。未發現人類泛酸缺乏症。在全部已知食物中都有足夠量的泛酸。其生理功能主要為以下幾個方面：

1.製造及更新身體組織。

2.幫助傷口癒合。

3.製造抗體，抵抗傳染病。

4.防止疲勞，幫助抗壓。

5.緩和多種抗生素副作用及毒素。

6.舒緩噁心症狀。

1.維生素B₅的生理平衡

建議每日攝取量為，成人：10mg；0～12個月：2～3mg；1～9歲：3～5mg；10歲以上：4～7mg；懷孕期：5～9mg；哺乳期：5～9mg。

2.維生素B₅不平衡的健康危害

缺乏泛酸會發生生長不良，發生皮炎、腎臟損傷、貧血等。至今所知，沒有副作用發生。

3.維生素B₅的平衡法

對手術後腸絞痛：每次肌注50mg，1日3次。

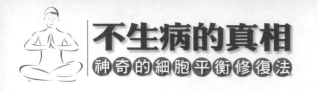
食物來源：含泛酸較多的食物有牛奶、豆漿。

維生素B$_6$

維生素B$_6$又稱吡哆素，是一種水溶性維生素，遇光或鹼易被破壞，不耐高溫。1936年定名為維生素B$_6$。維生素B$_6$為人體內某些輔酶的組成成分，參與多種代謝反應，尤其是和氨基酸代謝有密切關係。臨床上應用維生素B$_6$製劑防治妊娠嘔吐和放射病嘔吐，其他生理功能表現為防治如下疾病：1.動脈硬化；2.禿頭；3.膽固醇過高；4.膀胱炎；5.面部油膩；6.低血糖症；7.精神障礙；8.肌肉失調；9.神經障礙；10.懷孕初期的嘔吐；11.超體重；12.手術後嘔吐；13.緊迫；14.對太陽光敏感等。其中最重要的是，維生素B$_6$可減緩胰島素治療糖尿病的血管併發症，血管疾病併發症是糖尿病死亡的主要原因。

1.維生素B$_6$的生理平衡

建議日攝入量：成人男性2.0mg；成人女性1.6mg；妊娠2.2mg；哺乳2.1mg；嬰兒0.3～0.6mg；11歲以下1.0～1.4mg；11～20歲1.4～2.0mg。

2.維生素B$_6$的平衡法

維生素B$_6$缺乏症：成人一日10～20mg，連續3周，後改用一日2～5mg，連用數周。

食物來源：一般而言，人的腸道中微生物（細菌）可合成維生素B$_6$，但其量甚微，還是要從食物中補充。其需要量其實與蛋白質攝食量多寡很有關係，若吃大魚大肉者，記住要大量補充維生素B$_6$，以免造成維生素B$_6$缺乏而導致慢性病發生。維生素B$_6$在酵母菌、肝臟、穀粒、肉、魚、蛋、豆類及花生中含量較多。

維生素B$_{12}$

　　維生素B$_{12}$又名鈷胺素、紅色維生素、氰鈷胺、動物蛋白因數、抗惡性貧血維生素，是B族維生素之一，屬水溶性維生素。這是相當特別的維生素，蔬菜中含量很少，主要存在於動物性食物中，也是唯一含人體必需礦物質的維生素，因含有鈷而呈紅色。它很難直接被人體吸收，與鈣結合才能有利於人體的機能活動。維生素B$_{12}$雖屬B群維生素，卻能貯藏在肝臟，貯藏量用盡後，經過半年以上才會出現缺乏症狀。人體維生素B$_{12}$需要量極少，只要飲食正常，就不會缺乏。其生理功能主要表現為以下幾個方面：

　　1.促進紅血球形成及再生，預防貧血。

　　2.維護神經系統健康。

　　3.促進兒童成長，增進食欲。

　　4.代謝脂肪酸，使脂肪、碳水化合物、蛋白質被身體適當利用。

　　5.消除煩躁不安，集中注意力，增強記憶力及平衡感。

1.維生素B$_{12}$的生理平衡

　　建議日攝入量：兒童青少年1.8ug；成人2.4ug；妊娠期間2.6ug；哺乳期婦女2.8ug。

2.維生素B$_{12}$不平衡的危害

　　維生素B$_{12}$缺乏會損害機體生理功能，主要表現為貧血。維生素B$_{12}$是人體內每天需要量最少的一種，過量的維生素B$_{12}$會產生毒副作用。注射過量的維生素B$_{12}$會出現哮喘、蕁麻疹、濕疹、面部水腫、寒戰等過敏反應，也可能促發神經興奮、心前區痛和心悸。維生素B$_{12}$攝入過多還會導致葉酸缺乏。

3.維生素B$_{12}$平衡法

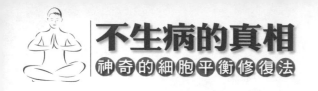
維生素B_{12}是否缺乏，一般有四種檢測方法。

1.治療性試驗：是臨床工作中最早採用、最簡單方便的一種診斷手段，在不具備開展生化檢查的條件時可採用此法。用維生素B_{12}治療後網組織紅血球上升，同時骨髓中巨幼紅血球轉變成正常形態的紅血球，即可判斷為維生素B_{12}缺乏。

2.血清維生素B_{12}測定：是最直接的鑑定方法。血清維生素B_{12}的濃度低於100$\mu\mu$g/ml，即可診斷為維生素B_{12}缺乏（正常值為100～300$\mu\mu$g/ml）。

3.尿中甲基丙二酸的測定：為間接方法，維生素B_{12}缺乏時，由於特殊的代謝障礙，尿中甲基丙二酸的排出量增多，但是葉酸缺乏時並不增加，故可用來區分是維生素B_{12}缺乏或葉酸缺乏。

4.維生素B_{12}吸收試驗：以放射性鈷為標記的維生素B_{12}2.0μg給受試者口服，同時肌肉注射維生素B_{12}1000μg，然後測定48小時內尿的放射性。維生素B_{12}吸收正常者，48小時能排出口服放射性鈷的5%～40%；維生素B_{12}吸收有缺陷者（如惡性貧血、胃切除、熱帶營養性巨幼細胞性貧血時）則只有5%以下。

食物來源：動物肝臟、腎臟、牛肉、豬肉、雞肉、魚類、蛤類、蛋、牛奶、乳酪、乳製品。

維生素C

維生素C又叫L-抗壞血酸，是一種水溶性維生素。食物中的維生素C被人體小腸上段吸收，一旦吸收，就分佈到體內所有的水溶性結構中，正常成人體內的維生素C代謝活性池中約有1500mg維生素C，最高儲存峰值為3000mg維生素C。正常情況下，維生素C絕大部分在

體內經代謝分解成草酸或與硫酸結合生成抗壞血酸-2-硫酸由尿排出，另一部分可直接由尿排出體外。其生理功能主要表現為以下幾個方面：

1. 促進骨膠原的生物合成，利於組織創傷口的更快癒合。

2. 促進氨基酸中酪氨酸和色氨酸的代謝，延長機體壽命。

3. 改善鐵、鈣和葉酸的利用。

4. 改善脂肪和類脂特別是膽固醇的代謝，預防心血管病。

5. 促進牙齒和骨骼生長，防止牙床出血，防止關節痛、腰腿痛。

6. 增強機體對外界環境的抗應激能力和免疫力。

7. 水溶性強抗氧化劑，主要作用在體內水溶液中。

8. 堅固結締組織。

9. 促進膠原蛋白的合成，防止牙齦出血。

1.維生素C的生理平衡

建議每日攝入量：成年人60mg，孕婦80mg，乳母100mg。

2.維生素C不平衡的危害

維生素C缺乏時會嚴重影響維生素C的生理功能，但要注意以下幾點。

1. 維生素C以空腹服用為宜，但要注意患有消化道潰瘍的患者最好慎用，以免對潰瘍面產生刺激，導致潰瘍惡化、出血或穿孔。

2. 腎功能較差的人不宜多服維生素C。若長期超劑量服用維生素C有可能引起胃酸過多，胃液反流，甚至導致泌尿系統結石，尤其是腎虧的人更應少服維生素C。

3. 大量服用維生素C後不可突然停藥，如果突然停藥會引起藥物的戒斷反應，使症狀加重或復發，應逐漸減量直至完全停藥。

4. 維生素C不宜與異煙肼、氨茶鹼、鏈黴素、青黴素及磺胺類藥物

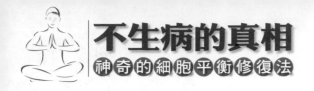

合用；否則，會使上述藥物因酸性環境而療效降低或失效。

　　5.維生素C對維生素A有破壞作用，尤其是大量服用維生素C以後，會促進體內維生素A和葉酸的排泄，所以在大量服用維生素C的同時，一定要注意維生素A和葉酸的服用量要充足。

　　6.維生素C與阿司匹林腸溶片合用會加速其排泄而降低療效。

　　7.服用維生素C的同時，不要服用人參。

　　8.維生素C與葉酸合用也會減弱各自的作用。若治療貧血必須使用時，可間斷使用，不能同時服用。

　　9.亂服藥物會損失體內維生素C。如果未經醫生允許亂服藥物，除會損害健康外，還會造成體內維生素C的流失。

　　10.維生素C片劑應避光在陰涼處保存，以防止變質失效。

　　11.服用維生素C忌食動物肝臟。維生素C易氧化，如遇銅離子，會加速氧化速度，動物肝臟含銅量很高，如在服用維生素C期間食用動物肝臟，維生素C就會迅速氧化而失去生物功能。

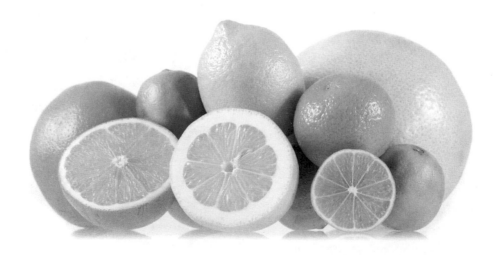

3.維生素C的平衡法

維生素C缺乏：一次100～200mg，一日3次，至少服2周；小兒每日100～300mg，至少服2周。

食物來源：富含維生素C的食物為各種新鮮蔬菜水果，綠色蔬菜的含量高於其他顏色蔬菜，葉菜類高於根莖類和瓜茄類；水果含量較高的如奇異果、棗類、山楂、柑橘類等，某些野果如刺梨、沙棘等含量也很高。

維生素D

維生素D為固醇類衍生物，具抗佝僂病作用，又稱抗佝僂病維生素。維生素D是一種脂溶性維生素，有5種化合物，對健康關係較密切的是維生素D_2和D_3。植物中不含維生素D，但維生素D原在動植物體內都存在，維生素D均為不同的維生素D原經紫外線照射後的衍生物。其生理功能主要有以下幾個方面：

1.提高機體對鈣、磷的吸收，使血漿鈣和血漿磷的水準達到飽和程度。

2.促進生長和骨骼鈣化，促進牙齒健全。

3.通過腸壁增加磷的吸收，並通過腎小管增加磷的再吸收。

4.維持血液中檸檬酸鹽的正常水準。

5.防止氨基酸通過腎臟損失。

1.維生素D的生理平衡

建議每日攝入量：成年人5μg，兒童、孕婦、乳母及老年人10μg；維生素D可耐受最高攝入量為20μg/d。

2.維生素D不平衡的健康危害

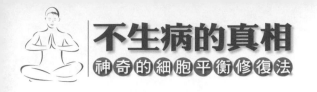

維生素D缺乏實會嚴重影響其生理功能，主要表現為人體的生長和骨骼的發育。無論口服或注射，維生素 D過量均會導致中毒，每日攝入超過45μg對人體可能有毒性危害。中毒的主要表現為血清鈣增高及腎、心血管、肺、腦等全身異位鈣沉著，嚴重者腎、腦等臟器大片鈣化，死因多為腎衰竭。

3.維生素D的平衡法

如果鈣與磷攝入量充足，成人骨軟化症和無併發症的佝僂病可通過每天攝入維生素D40μg（1600IU）治癒。一兩天內，血清25-羥維生素D3和1,25-二羥維生素D3即開始升高，血清磷大約在10天內上升。

食物來源：維生素D主要來自動物肝臟、魚肝油、蛋黃等，奶類含量不高，故6個月以下以奶為主食的嬰兒，要適量補充，但不可過量。肉類食品及植物性食物含量很少。成年人若能經常接受日照，一般膳食條件下無須補充。對嬰兒及兒童來說，經常曬太陽是機體獲取維生素D3的重要途徑。

維生素E

維生素E是一種脂溶性維生素，又稱生育酚，是最主要的抗氧化劑之一。溶於脂肪和乙醇等有機溶劑中，不溶於水，對熱、酸穩定，對鹼不穩定，對氧敏感，對熱不敏感，但油炸時維生素E活性明顯降低。

其生理功能主要表現為：強烈的抗氧化劑，廣泛用於抗衰老產業；生育酚能促進性激素分泌，使男子精子活力和數量增加；使女子雌性激素濃度增高，提高生育能力，預防流產，還可用於防治男性不育症、燒傷、凍傷、毛細血管出血、更年期綜合症、美容等方面。近

來還發現維生素E可抑制眼睛晶狀體內的過氧化脂反應，使末稍血管擴張，改善血液循環，預防近視發生和發展。

1.維生素E的生理平衡

建議每日攝取量成人是8～10IU；一天攝取量的60%～70%將隨著排泄物排出體外。維生素E和其他脂溶性維生素不一樣，在人體內貯存的時間比較短，這和維生素B、維生素C一樣。

2.維生素E不平衡的健康危害

維生素E缺乏會嚴重影響其生理功能，但長期服用大劑量維生素E可引起各種疾病，其中較嚴重的有：血栓性靜脈炎或肺栓塞，或兩者同時發生，這是由於大劑量維生素E會引起血小板聚集和形成；血壓升高，停藥後血壓可以降低或恢復正常；男女兩性均會出現乳房肥大；頭痛、頭暈、眩暈、視力模糊、肌肉衰弱；皮膚皸裂、唇炎、口角炎、蕁麻疹；糖尿病或心絞痛症狀明顯加重；激素代謝紊亂，凝血酶原降低；血中膽固醇和甘油三酯水準升高；血小板增加與活力增加及免疫功能減退。

3.維生素E的平衡法

用維生素E治療消化性潰瘍病有很好的效果。有研究報告指出，用維生素E膠丸，每次400mg，每日兩次，佐服複方氫氧化鋁2片，每日3次，4周為1個療程，結果胃鏡檢查顯示，應用維生素E治療後有效率達89.6%，其效果與用雷尼替丁治療（83.8%）相仿。

食物來源：奇異果、堅果（包括杏仁、榛子和胡桃）、瘦肉、乳類、蛋類，還有向日葵籽、芝麻、玉米、橄欖、花生、山茶等壓榨出的植物油，包括紅花、大豆、棉籽和小麥胚芽（最豐富的一種）、菠菜和羽衣甘藍、甘薯和山藥、萵苣、金針、捲心菜等是含維生素E比較多的蔬菜，魚肝油也含有一定量的維生素E。

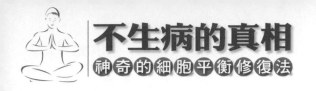

維生素H

維生素H又稱生物素、輔酶R，是水溶性維生素，也屬於維生素B族。它是合成維生素C的必要物質，是脂肪和蛋白質正常代謝不可或缺的物質。其生理功能主要為以下幾個方面：

1.用於治療動脈硬化、中風、脂類代謝失常、高血壓、冠心病和血液循環障礙性疾病。

2.用於化妝品，可提高血液循環在皮膚血管中的速度，在0.1％～1.0％的濃度範圍內，易於配方中的活性成分相混合。在護膚雪花膏、運動藥液、腳用止痛膏、刮鬍膏、洗髮精中均可使用。

1.維生素H的生理平衡

成人每天建議攝取量為100～300μg。

2.維生素H不平衡健康危害

維生素H缺乏表現為食欲缺乏、舌炎、皮屑性皮炎、脫毛等。生雞蛋清中有一種抗生物素的蛋白質能和生物素結合，結合後的生物素不能由消化道吸收，會造成生物素的缺乏。

3.維生素H的平衡法

食物來源：肝、腎臟、蛋黃、奶、酵母、水果、糙米等食物中都含有生物素；在複合維生素B和多種維生素的製劑中，通常都含有維生素H。

維生素K

人體需要量少、新生兒卻極易缺乏的維生素K，是促進血液正常凝固及骨骼生長的重要維生素。維生素K分為兩大類，一類是脂溶性

維生素，即從綠色植物中提取的維生素K_1和腸道細菌（如大腸桿菌）合成的維生素K_2；另一類是水溶性維生素，由人工合成，即維生素K_3和維生素K_4。最重要的是維生素K_1和維生素K_2。脂溶性維生素K吸收需要膽汁協助，水溶性維生素K吸收則不需膽汁。

在生理功能上，人體維生素K的需要量非常少，但它卻能維護血液功能正常凝固、減少生理期大量出血、防止內出血及痔瘡，及防止新生嬰兒出血疾病。

1.維生素K的生理平衡

日常建議安全劑量：0～1歲嬰兒10～20μg；1～11歲11～60μg，11～20歲50～100μg；成人70～140μg。

2.維生素K不平衡的健康危害

維生素K缺乏會影響人體正常生理功能，但用量過大易損害肝臟功能。服用維生素K補充品後如有臉泛紅、發紅疹、腸胃不適、皮膚瘙癢等過敏症狀，應立即停用，並請醫師診治。

3.維生素K的平衡法

在發生維生素K缺乏的相關性疾病時，需進行對應治療。

1.低凝血酶原血症：肌內或深部皮下注射，每次10mg，每日1～2次，24小時內總量不超過40mg。

2.預防新生兒出血：可於分娩前12～24小時給母親肌注或緩慢靜注2～5mg，也可在新生兒出生後肌內或皮下注射0.5～1mg，8小時後可重複。

食物來源：深綠色蔬菜及優酪乳是日常飲食中容易取得的維生素K補給品，包括牛肝、魚肝油、蛋黃、乳酪、優酪乳、優格、海藻、紫花苜蓿、菠菜、甘藍菜、萵苣、花椰菜、豌豆、香菜、大豆油、螺旋藻和藕等。經常流鼻血的人，應該多從天然食物中攝取維生素K。

第
7
章

氨基酸平衡與健康

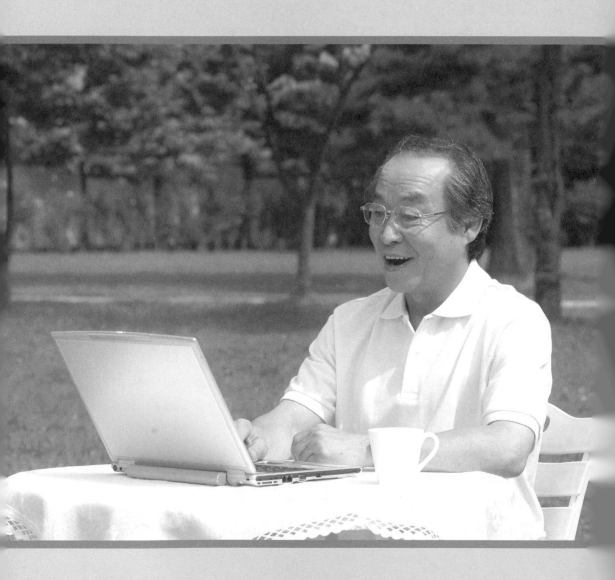

　　人體必需氨基酸有：纈氨酸、異亮氨酸、亮氨酸、苯丙氨酸、蛋氨酸、色氨酸、蘇氨酸、賴氨酸。

　　非必需氨基酸有：甘氨酸、丙氨酸、絲氨酸、天冬氨酸、谷氨酸、脯氨酸、精氨酸、組氨酸、酪氨酸、胱氨酸。

組氨酸（Histidine，His）

　　組氨酸是構成蛋白質的基本單位，是組成人體蛋白質的重要氨基酸之一。組氨酸對成人為非必需氨基酸，但對幼兒卻為必需氨基酸，對幼兒生長發育極為重要。其生理功能主要為以下幾個方面：

　　1.組氨酸的咪唑基能與Fe^{2+}或其他金屬離子形成配位化合物，促進鐵的吸收，因而可用於防治貧血。

　　2.組氨酸能降低胃液酸度，緩和胃腸手術的疼痛，減輕妊娠期嘔吐及胃部灼熱感，抑制由自主神經緊張而引起的消化道潰爛。

　　3.對過敏性疾病（如哮喘等）也有功效。

　　4.組氨酸可擴張血管，降低血壓，臨床上用於心絞痛、心功能不全等疾病的治療。

　　5.類風濕性關節炎患者血中組氨酸含量顯著減少，使用組氨酸後發現其握力、走路與血沉等指標均有好轉。

1.組氨酸的生理平衡

　　組氨酸正常值：33.76～66.36 μ mol/L。

2.組氨酸不平衡的健康危害

　　組氨酸不足將導致幼兒抗病能力低下，產生貧血、乏力、頭暈、畏寒等不良徵兆。組氨酸增高見於組氨酸血症，該症患者有中度智力障礙、語言發育遲緩等表現。

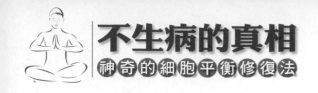

3.組氨酸的平衡法

　　食物來源：組氨酸須通過食物蛋白質或組氨酸製品來供給，其中黃豆及豆製品、鴨蛋、雞肉、牛肉、皮蛋、玉米、標準麵粉、馬鈴薯、粉絲等食物富含組氨酸。

亮氨酸（Leucine，Leu）

　　亮氨酸又稱白氨酸，是人體的必需氨基酸。亮氨酸和異亮氨酸互為同分異構體。其生理功能主要為以下幾個方面：

　　1.配製氨基酸降血糖劑。

　　2.配製氨基酸植物生長促進劑。

　　3.L-亮氨酸是臨床選用的複合氨基酸靜脈注射液不可缺少的原料，對於維持危重患者的營養需要，搶救患者的生命有著積極的作用。

　　4.亮氨酸能促進骨骼肌蛋白質的合成。

1.亮氨酸的生理平衡

　　正常人血漿氨基酸濃度呈晝夜性波動，一般以上午8～10時之間為高峰，午夜時為低谷。臨床上測定血清或血漿的亮氨酸，要避免食物消化吸收後的影響，應在清晨空腹採血。血漿亮氨酸正常值：75～175 μ mol/L。

2.亮氨酸不平衡的健康危害

　　血漿亮氨酸升高的臨床意義：高亮氨酸血症、痛風、楓糖尿症、糖尿病。血漿亮氨酸降低的臨床意義：嬰兒腹瀉。

3.亮氨酸的平衡法

　　主要食物來源為：全穀、牛奶、乳製品、蛋、豬肉、牛肉、雞

肉、豆、大豆、葉菜等。

異亮氨酸（Isoleucine，Ile）

異亮氨酸又稱異白氨酸，是人體必需氨基酸之一，屬脂肪族中性氨基酸的一種。菱形葉片狀或片狀晶體，味苦。熔點：284℃。溶於水，微溶於乙醇。

因為L-異亮氨酸其特殊的構成和功能，在人類生命代謝中佔有特別重要的地位。L-異亮氨酸主要用於配製製劑，特別是應用於高支鏈氨基酸輸液及口服液，主要生理功能為以下幾個方面：

1.促進生物化學反應的進程，給人體提供能量，增進食欲和抗貧血。

2.異亮氨酸經常以氨基酸混合物的形式被使用，備受舉重運動員、運動選手以及其他運動愛好者歡迎。

3.異亮氨酸可以明顯改善出血患者肝臟和肌肉的蛋白合成功能，有望成為治療並改善上消化道出血預後的新方法。

4.它和亮氨酸及纈氨酸一起組成支鏈（BCAA），這種支鏈氨基酸用於肌肉的主要構成及肌肉的修復。

5.異亮氨酸和其他支鏈氨基酸能減少壓力給人體帶來的不好影響，維持機體平衡，治療精神障礙。

1.異亮氨酸不平衡的健康危害

缺乏異亮氨酸會出現體力衰竭，昏迷等症狀。

2.異亮氨酸的平衡法

異亮氨酸的食物來源有：蛋、雞、豬肉、羊肉、豆、大豆、白乾酪、牛奶、腰果、穀物等。

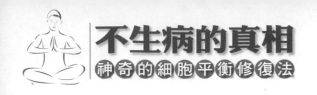
賴氨酸（Lysine，Lys）

賴氨酸為鹼性必需氨基酸。由於穀物食品中的賴氨酸含量甚低，且在加工過程中易被破壞而缺乏，故稱為第一限制性氨基酸。賴氨酸可調節人體代謝平衡，其主要生理功能有以下幾個方面：

1.可刺激胃蛋白酶與胃酸的分泌，提高胃液分泌功效，起到增進食欲、促進幼兒生長與發育的作用。

2.能提高鈣的吸收及其在體內的積累，加速骨骼生長。

3.補充賴氨酸能加速單純性皰疹感染的康復並抑制其復發。

4.賴氨酸在醫藥上還可作為利尿劑的輔助藥物，治療因血中氯化物減少而引起的鉛中毒現象，還可與酸性藥物（如水楊酸等）生成鹽來減輕不良反應，與蛋氨酸合用則可抑制重症高血壓病。

5.幫助產生抗體、激素和酶，提高免疫力、增加血色素。

6.賴氨酸對於骨骼疏鬆症具有預防和治療的作用。

7.降低血中甘油三酯的水準，預防心腦血管疾病的產生。

1.賴氨酸不平衡的健康危害

素食者（尤指不食用蛋類和乳製品者）通常較易缺乏賴氨酸，一些從事激烈運動的運動員，對於必需氨基酸的需求也比常人高。而缺乏賴氨酸會造成胃液分泌不足而出現厭食、營養性貧血，致使中樞神經受阻、發育不良；婦女會停經，出現貧血、頭暈、頭昏和噁心等症狀；還會降低人的敏感性。長期缺少賴氨酸會使嬰幼兒生長停滯、反應淡漠、面色蒼白、皮膚粗糙、肌肉鬆弛、抵抗力降低，嚴重時還會影響寶寶的智力發育。

補充賴氨酸一定要適量，且需在醫生的指導下進行，並非吃得越多越好。有專家做過實驗，如果長期大劑量地補充賴氨酸，不僅會降

低寶寶的食欲，還會出現手足痙攣、生長停滯等現象，對健康造成嚴重影響：一是會抑制寶寶肝臟中賴氨酸的活力，造成血氨濃度增高和腦細胞脫髓鞘，表現為肝臟腫大、四肢痙攣、生長發育停滯等；二是過量的賴氨酸會在腸道中干擾其他氨基酸的吸收，從而影響蛋白質的合成。也有少數寶寶因先天缺少分解賴氨酸的酶，會因補充賴氨酸而引起血中游離賴氨酸增多，造成嚴重的智力障礙。

2.賴氨酸的平衡法

賴氨酸是人體無法自行生產的必需氨基酸，必須從膳食中攝取。

食物來源：奶、蛋、肉、大豆、花生、小麥、米、胡蘿蔔、甜菜、黃瓜、芹菜、菠菜、黃豆芽、木瓜、蘋果、梨、杏、葡萄。由於賴氨酸很容易溶解在水中，因此加工食物時應避免長時間浸泡。賴氨酸也不耐高溫，故食物以蒸、煮、燉為好，應儘量避免煎、炒、爆。

蛋氨酸（Methionine，Met）

蛋氨酸是含硫必需氨基酸，與生物體內各種含硫化合物的代謝密切相關。系統命名法名稱：甲硫氨酸。白色薄片狀結晶或結晶性粉末，有特殊氣味，味微甜。對熱及空氣穩定。對強酸不穩定，可導致脫甲基作用。溶於水，極難溶於乙醇，幾乎不溶於乙醚。

它是構成蛋白質的基本單位之一，是必需氨基酸中唯一含有硫的氨基酸，它參與體內甲基的轉移及磷的代謝和腎上腺素、膽鹼和肌酸的合成；是合成蛋白質和胱氨酸的原料，是甲基供體。其生理功能主要為以下幾個方面：

1.維持機體生長發育和氮平衡。

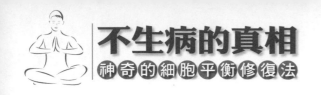
2.蛋氨酸還可利用其所帶的甲基，對有毒物或藥物進行甲基化而起到解毒的作用。因此，蛋氨酸可用於防治慢性或急性肝炎等肝臟疾病，也可用於緩解砷、三氯甲烷、四氯化碳、苯、吡啶和喹啉等有害物質的毒性反應。適用於防治肝臟疾病和砷或苯等中毒。

3.用於治療痢疾和慢性傳染病後因蛋白質不足而引起的營養不良症。

1.蛋氨酸不平衡的健康危害

缺乏蛋氨酸時會引起食欲減退、生長減緩或不增加體重、腎臟腫大和肝臟鐵堆積等現象，最後導致肝壞死或纖維化。

2.蛋氨酸的平衡法

食物來源主要為大豆、其他豆類、雞蛋、魚類、大蒜、肉類、洋蔥和優酪乳等。

苯丙氨酸（Phenylalanine，Phe）

L-苯丙氨酸是具有生理活性的芳香族氨基酸，人體8種必需氨基酸之一，人體和動物不能靠自身自然合成，正常人每天需求2.2g。為白色結晶或結晶性粉末，無臭，味微苦。本品在熱水中易溶，在水中略溶，在乙醇中不溶，在稀酸或氫氧化鈉試液中易溶。L-苯丙氨酸廣泛應用於醫藥和食品添加劑行業，主要用途入下：

1.是某些氨基酸類抗癌藥物和抗病毒新藥的中間體，如：苯丙氨苄、甲酸沙可來新等，也是生產腎上腺素、甲狀腺素和黑色素的原料。研究表明，以氨基酸為載體把抗癌藥物的分子或基因導入癌瘤區，就能達到既抑制癌瘤生長，又能降低原腫瘤藥物的毒副作用，而這些氨基酸載體中以L-苯丙氨酸為最理想，其效果是其他氨基酸的3

～5倍。

2.是生產新型保健型甜味劑阿斯巴甜的主要原料。阿斯巴甜是經世界衛生組織、糧農組織（FAO）專家聯席委員會認定的A（1）級安全性食品添加劑，目前有120多個國家、地區政府批准使用，具有甜味純正、高甜度、營養豐富、矯味增鮮等特點，其甜度是蔗糖的200倍，熱量卻不到1/200，是高血壓、心臟病、糖尿病患者最理想的甜味劑。阿斯巴甜是由天門冬氨酸與苯丙氨酸兩種氨基酸組成，人體服食阿斯巴甜後分解為以上兩種氨基酸，故又稱「蛋白糖」。

3.是營養補充劑、複配氨基酸輸液的重要成分，用於補充人體所需功能性食品氨基酸平衡。

4.在食品加工行業中，可添加於焙烤食品中。

近幾年，隨著氨基酸類抗癌藥物、抗病毒藥物及新型保健品的開發、生產，市場上對L-苯丙氨酸的需求迅速增長。

1.苯丙氨酸不平衡的健康危害

在正常情況下，苯丙氨酸主要轉變為酪氨酸後繼續分解，經轉氨基生成苯丙酮酸量很少，但先天性苯丙氨酸羥化酶缺陷患者，苯丙氨酸不能羥化生成酪氨酸，苯丙酮酸生成就增多，在血和尿中出現苯丙酮酸，導致智力發育障礙，稱為苯丙酮尿症（PKU）。

2.苯丙氨酸的平衡法

食物來源為：麵包、豆類製品、脫脂白乾酪、脫脂牛奶、杏仁、花生、南瓜子和芝麻。

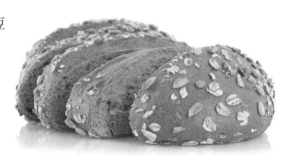

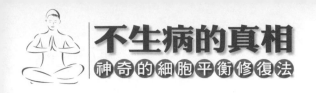
蘇氨酸（Threonine，Thr）

蘇氨酸是一種重要的營養強化劑，可強化穀物、糕點、乳製品，和色氨酸一樣有消除人體疲勞，促進生長發育的效果。

醫藥上，由於蘇氨酸的結構中含有羥基，對人體皮膚具有持水作用，與寡糖鏈結合，對保護細胞膜有重要作用，在體內能促進磷脂合成和脂肪酸氧化。其製劑具有促進人體發育、抗脂肪肝藥用效能，是複合氨基酸輸液中的一個成分。同時，蘇氨酸又是製造一類高效低過敏的抗生素──單醯胺菌素的原料。

目前，德國科學家在人體血液中發現了一種蘇氨酸，實驗發現，它可以阻止愛滋病病毒附著和侵入體細胞，通過干擾愛滋病病毒的表面蛋白，使其不能發揮作用。這種氨基酸的發現為抗愛滋病藥物的研製提供了路徑。

食物來源主要為：動物肝臟、肉類等。

色氨酸（Tryptophan，Trp）

色氨酸是人體所需的一種重要氨基酸，對預防糙皮病、抑鬱症，改善睡眠和調節情緒，有著很重要的作用。人體內95%以上的氨基酸由肝細胞的色氨酸-2，3-加氧酶分解。當肝細胞受損傷時，此酶的數量減少和活力降低。

1.色氨酸的生理平衡

正常值：$28.52 \sim 72.28 \mu \mathrm{mol/L}$。

2.色氨酸不平衡的健康危害

色氨酸代謝過程發生障礙所致的疾病可見於肝功能衰退、色氨酸

尿症、羥基犬尿氨酸尿症和黃酸尿症等，後3者為遺傳性疾病，是由於從色氨酸到煙酸及輔酶 I 的主要代謝徑發生障礙。

肝功能衰退：血漿中色氨酸分為游離的和結合的兩部分，大約90%的色氨酸與白蛋白結合運載，10%為游離色氨酸。人體內的色氨酸95%以上由肝細胞的色氨酸-2，3-加氧酶催化分解。當肝細胞損傷時此酶的含和酶活力降低，分解色氨酸的能力降低，而導致血漿中的色氨酸濃度增高。

色氨酸尿症：表現為身體及精神發育遲緩、小腦和皮膚感光過敏。空腹時血清色氨酸增高，用色氨酸經口服時，血中色氨酸明顯增高，並且不易恢復到口服前的水準。同時尿中色氨酸、吲哚乙酸的排出增加。

羥基犬尿氨酸尿症：患者有輕度智力障礙，在乳兒期可看到因煙酸缺乏引起的皮炎和口腔潰瘍。

3.色氨酸的平衡法

以下三個方面需用色氨酸進行治療。

預防糙皮病：糙皮病是由於人體組織內缺少煙酸所致，最典型的症狀是皮炎，常在肢體暴露部位對稱出現，以手背、足背、腕、前臂、手指、踝部等最多，其次為肢體受摩擦處。糙皮病多發生在煙酸缺乏的地區，特別是以玉米為主要食物的人群。玉米的煙酸含量其實並不是非常低，但由於玉米中的煙酸為結合型，不能被人體吸收利用，同時含色氨酸量很少。在人體內，色氨酸能轉變為煙酸，因此，富於色氨酸的食物，也富於煙酸。

調節情緒：色氨酸是腦部化學物質5-羥色胺的重要前體，能幫助調節情緒。由節食所致的血液中色氨酸水準下降，會降低腦部5-羥色胺水準，引起抑鬱、自責、激憤等不良情緒。研究發現，每天攝取3g

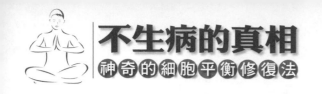

色氨酸，可增強人的自信心，使其積極行為增加。

改善睡眠：色氨酸生成的5-羥色胺，可中和腎上腺素和去甲腎上腺素的作用，並能改變睡眠持續時間。在睡覺前吃點食物，可增加體內色氨酸的含量，從而產生更多的5-羥色胺，使人更快進入睡眠狀態。

大部分蛋白質水解後便可生成氨基酸，不過，色氨酸在蛋白質中的含量較低，通常不到2％，因此，平時應注意補充含色氨酸成分較高的食物。在我們所吃的食物中，每100g食物色氨酸含量較高的有：海蟹（含801mg）、豆腐皮（含715mg）、肉鬆（含710mg）、生西瓜子（含631mg）、黃豆（含485mg）、黑芝麻（含402mg）、全脂奶粉（含372mg）、生葵花子（含365mg）；其他食物來源有糙米、肉類、魚類、牛奶、香蕉等。

纈氨酸（Valine，Val）

纈氨酸是人體所需的8種必需氨基酸之一，其英文名稱Valine的命名是源自於纈草（Valerian），而中文名稱也因此稱為纈氨酸。

1.纈氨酸的生理平衡

氨基酸及其產物測定，對先天性或後天性代謝病的診斷有重要的意義。臨床上測定血漿纈氨酸，要避免食物消化吸收後的影響，應在清晨空腹時採血。標本溶血時不宜採用，以免由於紅血球中的氨基酸進入血漿導致假性增高。血漿纈氨酸正常值：$207.78 \sim 242.34 \mu mol/L$。

2.纈氨酸不平衡的健康危害

當纈氨酸不足時，神經系統功能會發生紊亂，共濟失調而出現四肢震顫。

血漿纈氨酸增高見於高纈氨酸血症，由於患者缺乏纈氨酸轉氨酶，纈氨酸在體內轉化發生障礙，使血液和尿液的纈氨酸濃度特異增高，本病為常染色體隱性遺傳。患兒出生後不久有劇烈嘔吐，發展到重危的酮症酸中毒，出現嗜睡及昏迷，特徵為在發作時吐出或從機體散發出像汗腳樣的強烈惡臭。以上症狀在出生後1～2周最強烈，以後逐漸地變為間歇性，在感染或攝取高蛋白時容易發作。患者白血球出現纈氨酸氨基轉移作用發生障礙，引起發育遲緩、智力障礙。

3.纈氨酸的平衡法

含有豐富纈氨酸的食物有：奶、芝麻、大豆、胡蘿蔔、萵苣、南瓜、芹菜、甜菜、歐芹、番茄、蘋果、石榴、杏仁、白乾酪、魚、禽類、牛、花生、芝麻籽。

▋牛磺酸（Taurine，Tau）

牛磺酸又稱 α-氨基乙磺酸，最早由牛黃中分離出來，故得名。牛磺酸是一種特殊的氨基酸，是人體不可少的一種營養元素，有著平衡健康的奇妙功效。其生理功能主要有以下幾個方面：

1.促進嬰幼兒腦組織和智力發育。

2.提高神經傳導和視覺機能。

3.防止心血管病。

4.影響脂類吸收：肝臟中牛磺酸的作用是與膽汁酸結合形成牛磺膽酸，牛磺膽酸對消化道中脂類的吸收是必需的。牛磺膽酸能解除膽汁阻塞，抑制膽固醇結石的形成等。

5.改善內分泌狀態，增強人體免疫：牛磺酸能促進垂體激素分泌，活化胰腺功能，從而改善機體內分泌系統的狀態，對機體代謝提

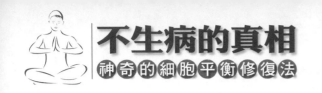

供有益的調節；並具有促進有機體免疫力的增強和抗疲勞作用。

　　6.**影響糖代謝**：牛磺酸可與胰島素受體結合，促進細胞攝取和利用葡萄糖，加速糖酵解，降低血糖濃度。

　　7.**抑制白內障的發生發展**：牛磺酸具有調節晶體滲透壓和抗氧化等重要作用，補充牛磺酸可抑制白內障的發生發展。

　　8.**改善記憶功能**：補充適量牛磺酸不僅可提高學習記憶速度，還可提高學習記憶的準確性，對神經系統的抗衰老也有一定作用。

　　9.**維持正常生殖功能**：正常的生殖功能需要牛磺酸來維持。

1.牛磺酸不平衡的健康危害

　　牛磺酸可保持機體正常血壓、強化心臟機能、強化肝臟解毒作用、促進胰島素分泌、溶解膽固醇、防止呼吸時過度收縮，缺乏會嚴重影響人體生理功能。

2.牛磺酸的平衡法

　　人體合成牛磺酸的半胱氨酸亞硫酸羧酶（CSAD）活性較低，主要依靠攝取食物中的牛磺酸來滿足機體需要。

　　牛磺酸幾乎存在於所有生物中，含量最豐富的是海魚、貝類，如墨魚、章魚、蝦、牡蠣、海螺、蛤蜊等，魚類中的青花魚、竹莢魚、沙丁魚等牛磺酸含量都很豐富，且魚背發黑的部位牛磺酸含量較多，是其他白色部分的5～10倍，因此，多攝取此類食物可以較多地獲取牛磺酸。

　　牛磺酸易溶於水，進餐時同時飲用魚貝類煮的湯是很重要的。在日本，有用魚貝類釀製成的「魚醬油」，富含牛磺酸。除牛肉外，一般肉類中牛磺酸含量很少，僅為魚貝類的1%～10%。

甘氨酸（Glycine，Gly）

甘氨酸是最簡單的氨基酸，又名氨基已酸，參與嘌呤類、卟啉類、肌酸和乙醛酸的合成，可與多種物質結合由膽汁或從尿液排出。甘氨酸是一種中性非必需氨基酸，無毒性，有改善肝臟微循環和促進肝臟解毒作用。

甘氨酸作為營養增補劑廣泛應用於醫藥、食品等領域，在醫藥方面的作用主要表現為以下幾個方面：

1.治療前列腺增生。

2.治療伴有高血壓的哮喘患者。

3.用於再生障礙性貧血、流行性出血熱所致的腎衰竭、腦血栓形成。

4.防治嬰兒猝死綜合症（SIDS）、慢性阻塞性肺部疾病（COPD）、心絞痛、膽絞痛、移植排異反應、肺動脈高壓、急性腎炎、睡眠性呼吸暫停綜合症及早產兒窒息、竇性心動過緩、房室傳導阻滯等。

5.治療重症肌無力等營養失調症，促進脂肪代謝。

6.可作為複方氨基酸輸液和口服氨基酸製劑的重要原料。

7.可合成治療高血壓藥物地拉普利，抑制胃潰瘍，藥用碳酸鈣製劑等。

8.有改善睡眠品質的效果。

在食品方面，目前全世界谷氨酸鈉（味精）和甘氨酸是用量最大的調味品。甘氨酸屬於甜味類氨基酸，甜度約為蔗糖的0.8倍，具有與糖不同的柔和甜味，在清涼飲料和酒類中作為調味劑等。許多高蛋白的食物中都含有甘氨酸，如魚、肉、豆類及乳製品中。

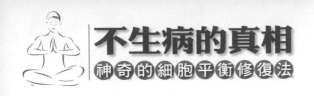

丙氨酸（Alanine，Ala）

丙氨酸有 α-丙氨酸和 β-丙氨酸兩種。α-丙氨酸亦稱2-氨基丙酸，屬人體非必需氨基酸，目前多從發酵法和天然產物中提取；β-丙氨酸亦稱3-氨基丙酸，由絲膠、明膠、玉米朊等蛋白質水解並精製而成，也可用化學方法合成。

作為丙氨酸的一種立體構型，D-丙氨酸有抑菌作用，而且是自然保濕因數（NMF）的主要成分，是角質層保持水分的重要角色。D-丙氨酸是氨基酸中最甜的一種，在食品添加劑方面的應用，是合成二肽甜味劑阿力甜的一種重要原料。阿力甜甜味品質好，味道純正，沒有異味和不好的後味，且作為一個二肽，阿力甜只部分參與機體代謝，其最大的產熱量為1.4kcal/g，等於相當甜度蔗糖的0.02%，符合人們目前對低熱食品的追求。L-丙氨酸可作用於清酒、複合型甜味香料等。

丙氨酸的食物來源主要為珍珠、苦瓜、蜂蜜、奇異果等。

谷氨酸（Glutamate，Glu）

谷氨酸又稱為 α-氨基戊二酸，是里索遜1856年發現的，大量存在於穀類蛋白質中，動物腦中含量也較多。谷氨酸在生物體內生化過程中占重要地位，參與動物、植物和微生物中的許多重要化學反應。

多數人知道谷氨酸是因為味精，它是常用的食品增鮮劑，其主要成分是鹽。過去生產味精主要用小麥麵筋（穀蛋白）水解法進行，現改用微生物發酵法來進行大規模生產。

谷氨酸有左旋體、右旋體和外消旋體。左旋體，即L-谷氨酸，又名「麩酸」或寫作「夫酸」，發酵製造L-谷氨酸是以糖質為原料經微

生物發酵，採用「等電點提取」加上「離子交換樹脂」分離的方法而製得。

谷氨酸天然植物成分，由世界上最先進的工程技術製取，用途非常廣泛，可用來生產味精、食品添加劑和香料；也可作為藥品，能治療肝性腦病；以護髮生髮、護膚類化妝品為發展方向，用谷氨酸合成生物表面活性劑具有廣大的市場；聚谷氨酸是一種出色的環保塑膠，可用於食品包裝、免洗餐具及其他工業用途，可在自然界迅速降解，不污染環境。隨著科學的進步，研究的深入，谷氨酸新的應用領域將越來越廣。

1.谷氨酸不平衡的健康危害

1975年美國營養和食品工藝學詞典記載，在空腹時食用味精25mg/kg，25～35分鐘後就會發生頭痛、出汗、噁心、體軟、口渴、面頰潮紅、腹部疼痛等症狀，但這些症狀一般在數小時之內就會消失，所以在空腹時不要吃味精。

1987年2月，在荷蘭海牙舉行的聯合國糧農組織和世界衛生組織食品添加劑專家聯合委員會第19次會議上，根據對味精各種毒理性實驗的綜合評價結果作出了結論，即味精作為風味增強劑，食用是安全的，宣佈取消對味精的食用限量，確認了味精是一種安全可靠的食品添加劑。就營養價值而言，味精是谷氨酸的單鈉鹽，谷氨酸是構成蛋白質的氨基酸之一，是人體和動物的重要營養物質，具有特殊的生理作用。

谷氨酸及谷氨酸鈉的分解物質中含有很強的變異原物質，如果將植物油與味精混在一起，加熱約20分鐘，變異原物質會進一步增加。因此在烹調時味精不宜在高溫的炒菜過程中添加，而應在烹調終了時加入作調味用。

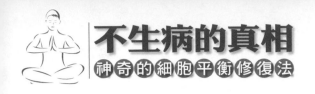

2.谷氨酸的平衡法

谷氨酸主要以絡合狀態存在於富含蛋白質的食物中,如蘑菇、海帶、番茄、堅果、豆類、肉類以及大多數乳製品。

脯氨酸(Proline,Pro)

脯氨酸是人體非必需氨基酸,身體可由谷氨酸生產脯氨酸,而且採取健康飲食的人,不太可能缺乏脯氨酸。然而,遭受外傷(特別是皮膚損傷)的人,如嚴重燒傷,可能需要補充這種氨基酸。

脯氨酸的生理功能主要表現為:它是身體生產膠原蛋白和軟骨所需的氨基酸,對維持皮膚和結締組織健康成長非常重要(特別是組織創傷部位)。脯氨酸和賴氨酸都是生產羥脯氨酸和羥賴氨酸所需要的,這兩種氨基酸構建膠原蛋白,膠原有助於癒合軟骨,並給關節和脊椎提供緩衝。它能保持肌肉和關節靈活,並有助於減少紫外線暴露和正常老化造成的皮膚下垂和起皺,還有助於牙釉質健康,使得牙齒更加堅固並更富有彈性。

脯氨酸通常還結合維生素C用於促進心血管健康,推薦治療劑量為每天500~1000mg,加上1000mg維生素C。有肝臟或腎臟疾病的患者,不適合採用脯氨酸補充劑。

脯氨酸最好的天然食物來源包括肉類、乳製品和雞蛋。

精氨酸(Arginine,Arg)

精氨酸在人體內合成能力較低,需要部分從食物中補充,是維持嬰兒生長發育必不可少的氨基酸。其生理功能主要表現為以下幾個方

面：

1.**促進傷口癒合，幫助傷口復原**：刺激免疫系統及促進多種重要荷爾蒙分泌，包括生長激素，使受應激素的細胞得到快速生長，傷口很快癒合。

2.**增強人體的免疫力、延緩衰老**：補充精氨酸能增加胸腺的能量，促進胸腺中淋巴細胞CD細胞增長，防止胸腺退化，尤其是對胸腺已萎化的中老年人，還能促進骨髓與淋巴中CD細胞的成熟與生長及血液中單核白血球對抗原與入侵細胞的反應，增加吞噬細胞，提高機體免疫功能。

3.**促進精子生成、抗疲勞**：精氨酸是精子蛋白的主要成分，有促進精子生成，提高精子運動能量的作用。據臨床報導：給人體補充精氨酸食物後，發現精子數目大大增加，人的精力旺盛，體力得到恢復，疲勞減輕現象。

4.**調節血糖**：精氨酸作為人體代謝生物因數的載體，能誘導、刺激腎上腺素的生成，緩和降低血糖和減少脂肪酸的生成，使血糖過高的患者得到有效調節，從而使血糖降至正常水準。

5.**有效保護肝臟**：對肝臟過多地積累氨引起的中毒，有解毒與減輕脂肪的作用，對預防肝硬化的形成大有益處，因此稱它為肝臟的忠誠衛士。

6.**促進嬰兒生長**：嬰幼兒生長必需的氨基酸。

由於精氨酸的許多新功能逐漸被人們發現，其應用變得越來越廣和令人矚目。富含精氨酸的食物包括海參、墨魚、章魚等海產品以及鱔魚、花生、芝麻、核桃、凍豆腐等。

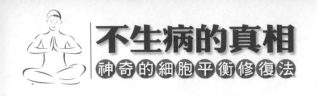

酪氨酸（Tyrosine，Tyr）

酪氨酸是一種芳香族氨基酸，是人體必需氨基酸之一，必須要透過進食來攝取。酪氨酸是黑色素的基礎物質，也就是說，黑色素是由酪氨酸經酪氨酸酶的作用轉化而來的。如果酪氨酸攝入少了，那麼合成黑色素的基礎物質也就少了，皮膚就可以變白了。患者吃含有酪氨酸的食物可促進黑色素的形成，減輕白癜風症狀。

酪氨酸在醫藥方面，可用來治療甲狀腺功能亢進；是合成多肽類激素、抗生素、L-多巴等藥物的主要原料。在食品方面，可作為添加劑，如飲料添加劑，以及廣泛用於農業科學研究。

富含酪氨酸的食物包括乳酪、巧克力、柑橘類食物、馬鈴薯、紅薯、醃漬沙丁魚、番茄、牛奶、乳酸飲料、乳酪、動物肝臟、牛肉、酸奶、煉乳、香腸、火腿、發酵食品、蠶豆、扁豆、鳳梨、香蕉等。

絲氨酸（Serine，Ser）

絲氨酸是一種非必需氨基酸，在細胞膜的製造加工、肌肉組織和包圍神經細胞的鞘的合成中都發揮著作用。其生理功能主要表現為以下幾個方面：

1.抗心理壓力：臨床研究發現，在針對健康人施加壓力的實驗中，服用磷脂醯絲氨酸的人群對於壓力的反應要比其他人群低。壓力反應是通過衡量血液中促腎上腺皮質激素水準得出的，促腎上腺皮質激素是由腦下垂體分泌的一種激素，它隨之促進腎上腺分泌應激激素皮質醇。

2.調節情緒：生產色氨酸也需要絲氨酸，這是用來製造血清素的

氨基酸，也是決定大腦情緒的化學物質。血清素和色氨酸缺乏與抑鬱、失眠、精神錯亂和焦慮關係緊密。

3.治療癡呆症：沒有絲氨酸髓鞘就會受損，並導致在大腦和神經末梢之間傳遞資訊效率不佳，並最終造成心理功能短路。磷脂醯絲氨酸主要用於治療癡呆症（包括阿茲海默症和非阿茲海默症的癡呆）和正常的老年記憶損失。

4.絲氨酸有助於產生免疫球蛋白和抗體，並形成一個強大的免疫系統。

5.幫助身體形成生產細胞需要的磷脂，在脂肪和脂肪酸的新陳代謝及肌肉的生長中發揮著作用。

6.幫助吸收肌酸，這是一種有助於肌肉（包括心臟）建設的氨基酸。

7.幫助治療慢性疲勞綜合症。

為了讓身體產生足夠的絲氨酸，必須要充足的維生素B_3、維生素B_6和葉酸。此外，絲氨酸的天然食物來源包括肉類、大豆食品、乳製品、麥麩、花生釀酒發酵劑、雞蛋、魚、乳白蛋白、豆莢、肉、堅果、海鮮、種子、大豆、乳清和全麥。

由於現代人的食品包含太多的加工食品，它們缺乏必要的營養素，因此很多人還需要額外採取營養補充劑以彌補不足。絲氨酸補充劑有膠囊，

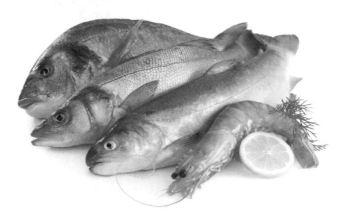

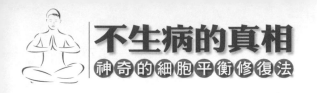

片劑和粉末形式，既可作為獨立的食品補充，也可結合其他氨基酸補充劑和運動飲料。

胱氨酸（Cystine）

L-胱氨酸是人體必需氨基酸之一，在1810年由Wollaston從膀胱結石中發現；1832年，Berzelius將其命名為胱氨酸。它是一種含硫氨基酸，在蛋白質中有少量存在，多含於頭髮、指甲中。

胱氨酸片用於病後和產後繼發性脫髮症、慢性肝炎的輔助治療，也用於治療斑禿和脂溢性脫髮。現在還沒發現有什麼毒副作用，不過長期服用或特異體質者可能導致胃結石，服藥期間應多飲水，定期就醫檢查；結石病患者慎用。另需注意血液病患者慎用，因其泛酸鈣會延長出血時間。胱氨酸片為複方製劑，每片含維生素$B_1$30mg、泛酸鈣30mg、酵母50mg、L-胱氨酸10mg、對氨基苯甲酸10mg。

富含胱氨酸的食物有黑米、燕麥、玉米、黑豆、黃豆、花生、葵花子、西瓜子、南瓜子等。

半胱氨酸（Cysteine，Cys）

半胱氨酸屬於非必需氨基酸，在動物體內是從蛋氨酸和絲氨酸經過胱硫醚而合成。可與胱氨酸互相轉化。

半胱氨酸是不穩定的化合物，容易氧化還原，是一種還原劑，它可以促進麵筋的形成，減少混合所需的時間和所需藥用的能量，半胱氨酸通過改變蛋白質分子之間和蛋白質分子內部，減弱了蛋白質的結構，使蛋白質能伸展開來。

半胱氨酸是一種天然產生的氨基酸，在食品加工中具有許多用途，它主要用於焙烤製品，作為麵團改良劑的必需成分。半胱氨酸是一種很強的抗氧化劑，是谷胱甘肽酶的前體物質。人體（尤其是肝臟）利用谷胱甘肽酶清除自由基。半胱氨酸是一種很強的解毒劑，可與有毒的芳香族化合物縮合成硫醚氨酸，而起解毒作用。半胱氨酸在醫學上主要用於以下幾個方面：

1.保護人體不受化學毒素侵害，有助吸煙者和受化學或空氣污染的人排除毒素。

2.防癌症，抗衰老。

3.對於人體肝臟的解毒代謝過程非常重要。

半胱氨酸存在於家禽、優酪乳、燕麥、小麥胚芽、含硫黃的食物中，比如雞蛋黃、大蒜、洋蔥、花椰菜等。

谷氨醯胺（Glutamine，Gln）

谷氨醯胺在人體內可由谷氨酸、纈氨酸、異亮氨酸合成，是人體可以自己產生的氨基酸物質。我們身上60%的谷氨醯胺可以在附於骨骼上的肌肉裡找到，其餘部分存在於肺部、肝臟、腦部和胃部組織裡。在疾病、營養狀態不佳或高強度運動等應激狀態下，機體對谷氨醯胺的需求量增加，以致自身合成不能滿足需要。比如壓力大時，谷氨醯胺的儲備會被耗盡，這時就需要通過攝取補劑來維持平衡。

研究表明，壓力造成的谷氨醯胺流失可由平常傷風感冒這樣的小事引起，其流失程度會隨著疾病的嚴重程度而增加。外科手術患者、燒傷者、嚴重外傷患者以及愛滋病與癌症患者，會發現他們的谷氨醯胺水準因身體條件而被嚴重消耗殆盡。而谷氨醯胺流失不僅僅隨疾病

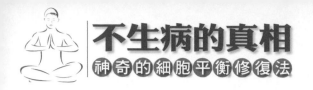
而產生，還會因訓練造成的壓力而產生，作為健身愛好者須特別注意。谷氨醯胺對機體具有以下多方面的作用：

1.**抗衰老**：谷氨醯胺是少數幾種能促進生長激素釋放的氨基酸之一。

2.**增長肌肉**：為機體提供必需的氮源，促使肌細胞內蛋白質合成；通過細胞增容作用，促進肌細胞的生長和分化；刺激生長激素、胰島素和睾酮的分泌，使機體處於合成狀態。體內谷氨醯胺過少會造成肌肉萎縮。

3.**增加力量，提高耐力。**

4.**有助酸鹼平衡**：運動期間，機體酸性代謝產物的增加使體液酸化，谷氨醯胺有產生鹼基的潛力，可在一定程度上減少酸性物質造成的運動能力降低或疲勞。

5.**增強免疫系統的功能**：谷氨醯胺具有重要的免疫調節作用，它是淋巴細胞分泌、增殖及其功能維持所必需的。

6.**參與一種重要的抗氧化劑谷胱苷肽合成。**

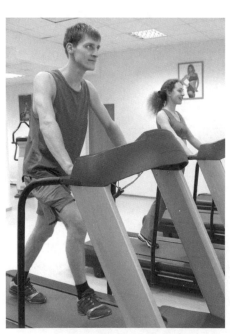

7.**胃腸道管腔細胞的基本能量來源，維持腸道屏障的結構及功能**：谷氨醯胺是腸道黏膜細胞代謝必需的營養物質，對維持腸道黏膜上皮結構的完整性有著十分重要的作用，尤其是在外傷、感染、疲勞等嚴重應激狀態下。

8.改善腦機能：作為大腦的一種能量來源，谷氨醯胺能改善心情，增強智力，並有益於長期與短期記憶。

谷氨醯胺廣泛存在於動物肝臟和血液中。

▌天門冬氨酸（Aspartic acid，Asp）

天門冬氨酸又稱天冬氨酸，是一種 α-氨基酸，它與谷氨酸同為酸性氨基酸。L-天門冬氨酸在體內由谷氨酸轉氨給草醯乙酸而得，分解則通過脫氨基生成草醯乙酸或經天冬氨酸酶的作用脫氨生成丁烯二酸CTA循環。

它是生物體內賴氨酸、蘇氨酸、異亮氨酸、蛋氨酸等氨基酸及嘌呤、嘧啶鹼基的合成前體，可作為 K^+、Mg^{2+} 離子的載體向心肌輸送電解質，從而改善心肌收縮功能，同時降低氧消耗，在冠狀動脈循環障礙缺氧時，對心肌有保護作用。它參與循環，促進氧和二氧化碳生成，增強肝臟功能，消除疲勞。

天門冬氨酸在醫藥食品行業的應用主要為以下幾個方面：

1.L-天門冬氨酸：一種天然存在的重要氨基酸。在醫藥上主要作為心臟病類藥、肝功能促進劑、氨解毒劑、疲勞消除劑和氨基酸輸液的成分。在食品工業上可作為顯鮮劑，是合成高效低熱營養甜味劑天冬氨精（APM）的重要原料，亦可作為營養增補劑，添加到各種清涼飲料中。

2.L-天門冬氨酸鈉：在醫藥行業，可作為心臟類藥物、肝功能促進劑、氨解毒劑、消除疲勞劑以及氨基酸輸液藥物的主要原料；在食品行業，作為顯鮮劑、防腐劑，可替代味精。

3.L-天門冬氨酸鉀：在調節心肌功能及電生理和治療心腦血管疾

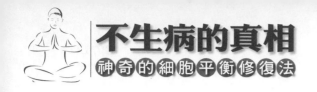
病、低血鉀等各種心律失常、肝炎、肝功能不全等方面有顯著療效。

4.L-天門冬氨酸鋅：作為氨基酸螯合物，是補充微量元素鋅的最佳用品。鋅被人體吸收後，其載體L-天門冬氨酸亦被人體吸收，以補充人體所缺的氨基酸。鋅是「智慧元素」，缺鋅不僅易導致兒童患厭食症，還影響其視力和記憶力。鋅對胰腺、性腺、腦下垂體正常發育有著重要影響。

5.L-天門冬氨酸鈣：作為新一代的補鈣珍品，是一種氨基酸螯合鈣。具有化學結構穩定，水溶性好，吸收率高，是當今社會鈣營養強化劑中新一代產品。

天門冬氨酸廣泛存在於豆類、穀類、燕麥中。

鳥氨酸（Ornithine，Orn）

鳥氨酸是1877年傑費在餵養苯甲酸的鳥尿之水解液中發現的，故命名為鳥氨酸。鳥氨酸是一種鹼性氨基酸，不在構成蛋白質20種氨基酸之中，是細菌細胞膜和多肽類抗生素的組成成分。在生物體內，鳥氨酸主要參與尿酸循環，對於體內氨態氮的排出有重要作用。

鳥氨酸和精氨酸是歐美最普遍的氨基酸補充品之一，可促進人體在睡眠時分泌人類生長激素，有助於身材窈窕，充滿青春活力。鳥氨酸和精氨酸的關係密不可分，精氨酸由鳥氨酸構成，而鳥氨酸又由精氨酸中釋放出來，因此兩者的特性和注意事項都互相適用。鳥氨酸通常與精氨酸一起用於配置消除疲勞的發泡飲料，它在醫藥上主要用於以下兩方面：

1.增強肌肉功能：健康人士一邊運動一邊配合著攝取精氨酸和鳥氨酸來增強肌肉，這樣做的人，除脂肪體重（脂肪以外的全部組織重

量）增高外，還顯示了肌肉增強的效果。另外，長期入睡與長期住院的患者肌肉會萎縮，這是因為運動量少，使得肌肉的分解量比合成量多的現象。針對這種運動量減少的狀況進行鳥氨酸效果的實驗，結果顯示，鳥氨酸具有抑制肌肉分解的作用。

2.減少體重：L-精氨酸和L-鳥氨酸配合使用有助減重，睡前服用效果最佳。

食物中，鳥氨酸在蜆貝中的含量比較高。

瓜氨酸（Citrulline，Cit）

瓜氨酸是一種 α-氨基酸，名字是由首先提取出瓜氨酸的西瓜而來。合成瓜氨酸是從鳥氨酸及氨基甲醯磷酸鹽在尿素循環中生成，或是透過一氧化氮合酶（NOS）催化生成精氨酸的副產物。首先，精氨酸會被氧化為N-羥基-精氨酸，再行氧化成瓜氨酸並釋出一氧化氮。臨床上主要用於治療精神和體力疲勞及性功能障礙。其生理功能主要為以下幾個方面：

1.提高健康的性生活功能：一氧化氮會導致平滑肌舒張。

2.降低壓力和克服沮喪情緒。

3.提高免疫系統功能。

4.含豐富的抗氧化劑，吸收有害的自由基，幫助保持膽固醇的正常水準。

5.提高腦力清晰度，這是記憶與學習的關鍵。

6.維護關節運動的機能。

7.平衡正常的血糖水準。

8.維護健康的肺功能。

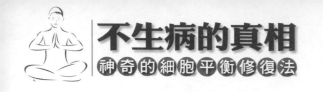

　　瓜氨酸廣泛存在於西瓜中，其他食物來源包括肉類、魚類、蛋類、奶類、豆類等高蛋白質食物。

羥脯氨酸（Hydroxyproline，Hyp）

　　羥脯氨酸是合成蛋白質的主要物質之一，新蛋白合成時，需要大量的羥脯氨酸。L-羥脯氨酸廣泛存在於動物膠原和骨膠原中，它是膠原蛋白特徵性成分之一，但不是唯一功效成分。膠原蛋白效果靠其整體結構發揮作用，與變性溫度等等因素有關係。

　　羥脯氨酸對膠原蛋白的穩定性有著關鍵作用，它是在膠原蛋白鏈形成後經修飾的脯氨酸構建的。反應要求在有氧條件下維生素C的協助，不幸的是，人體不能製造維生素C，如果我們不能從食物中攝取足夠的維生素C，結果將十分嚴重。維生素C缺乏減慢了羥脯氨酸的產生，停止新的膠原蛋白形成，最終導致壞血病。壞血病的症狀為牙齒鬆動和易受損傷，因為缺乏膠原蛋白去修復由每天活動造成的磨損。

　　膠原蛋白分子中含有大量的甘氨酸、脯氨酸和羥脯氨酸，其中羥脯氨酸是人體自身無法合成的，而羥脯氨酸又是人體軟骨組織及結締組織的必要物質，所以補充膠原蛋白對人體健康是非常重要的。富含膠原蛋白的食品主要有肉皮、豬蹄、牛蹄筋、雞翅、雞皮、魚皮及軟骨等。

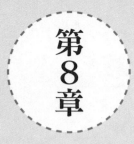

第8章 膳食纖維平衡與健康

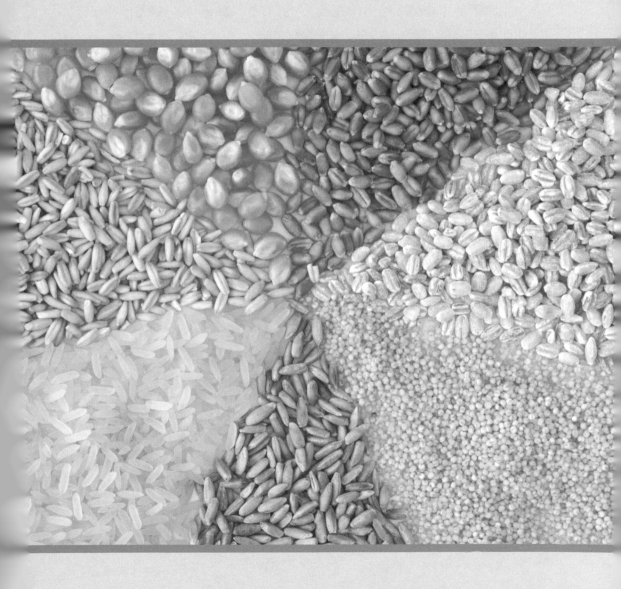

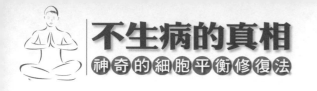

膳食纖維一詞在1970年以前的營養學中尚不曾出現，是一般不易被消化的食物營養素，主要來自於植物的細胞壁，包含纖維素、半纖維素、樹脂、果膠及木質素等。膳食纖維是健康飲食不可缺少的，纖維在保持消化系統健康上扮演著重要的角色，攝取足夠的纖維同時可預防心血管疾病、癌症、糖尿病及其他疾病。

纖維可清潔消化壁和增強消化功能，纖維同時可稀釋和加速食物中致癌物質和有毒物質的移除，保護脆弱的消化道和預防結腸癌。纖維還可減緩消化速度和最快速排泄膽固醇，所以可讓血液中的血糖和膽固醇控制在最理想的水準。

膳食纖維對陽離子有結合和交換能力，利於Ca^{2+}、Pa^{2+}等進行交換。在離子交換時改變了陽離子瞬間濃度，產生稀釋作用，故對消化道pH值、滲透壓及氧化還原點位產生影響，形成一個理想的緩衝環境。更重要的是它能與腸道內Na^+進行交換，促使尿液和糞便中大量排除K^+、Na^+，從而降低血液中的Na^+/K^+值，直接產生降低血壓的作用。因而，防治高血壓、心臟病和動脈硬化膽固醇和膽酸的排出，與膳食纖維有著極為密切的關係，其中的水溶性膳食纖維有明顯降低血膽固醇濃度的作用。

世界糧農組織建議正常人群膳食纖維攝入量應為每日27g，營養學會建議成年人每日適宜攝入量為30g，而目前我國國民從日常食物中攝取的膳食纖維只能達到每日8～12g。此外，針對「富貴病」患者在此基礎上應增加至每日10～15g，2～20歲的幼童、青少年，其每日攝入量推薦為年齡數加5～10g。

攝食過多的膳食纖維會致腹部不適，如增加腸蠕動和增加產氣量，影響其他營養素如蛋白質的消化和鈣、鐵的吸收。

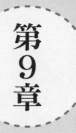

第9章 水平衡與健康

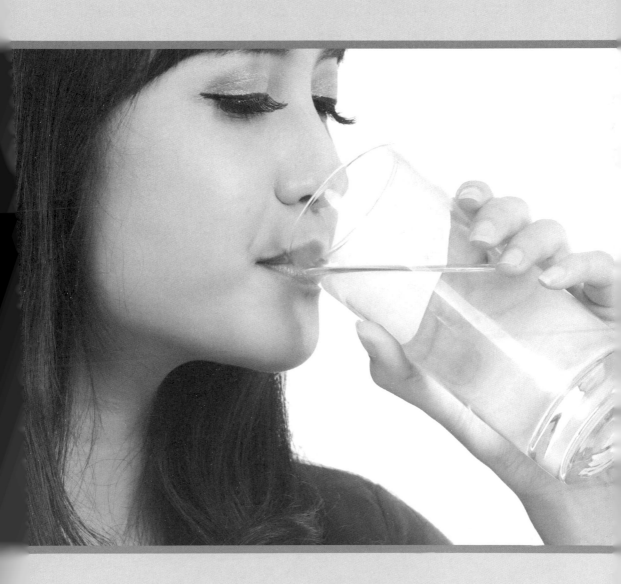

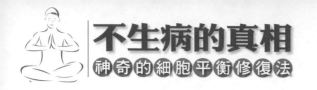

水的重要生理作用

地球上的生命最初是在水中出現的。人體細胞的重要成分是水，水占成人體重的60%～70%，占兒童體重的80%以上。人對水的需要僅次於氧氣。人如果不攝入某一種維生素或礦物質，也許還能繼續活幾周或帶病活上若干年，但人如果沒有水，卻只能活幾天。水的生理作用主要表現如下：

1.參與各種生理活動和代謝：水有利於體內化學反應的進行，在生物體內還有運輸物質的作用。水可溶解各種營養物質，脂肪和蛋白質等要成為懸浮於水中的膠體狀態才能被吸收；水在血管、細胞之間川流不息，把氧氣和營養物質運送到組織細胞，再把代謝廢物排出體外，總之人的各種代謝和生理活動都離不開水。

2.參與體溫調節：當人呼吸和出汗時都會排出一些水分。比如炎熱季節，環境溫度往往高於體溫，人就靠出汗，使水分蒸發帶走一部分熱量，來降低體溫，使人免於中暑。而在天冷時，由於水貯備熱量的潛力很大，人體不致因外界溫度低而使體溫發生明顯的波動。

3.潤滑作用：它能滋潤皮膚，皮膚缺水就會變得乾燥失去彈性，顯得面容蒼老。體內一些關節囊液、漿膜液可使器官之間免於摩擦受損，且能轉動靈活。眼淚、唾液也都是相應器官的潤滑劑。

4.排毒作用：礦泉水和電解質水的保健和防病作用是眾所周知的，主要是因為水中含有對人體有益的成分。當感冒、發熱時，多喝開水能幫助發汗、退熱、沖淡血液裡細菌所產生的毒素；同時，小便增多，有利於加速毒素排出。

5.內環境穩定作用：大面積燒傷以及發生劇烈嘔吐和腹瀉等症狀，體內大量流失水分時，都需要及時補充液體，以防止嚴重脫水，

加重病情。

6.**美容作用**：沐浴前一定要先喝一杯水。沐浴時的汗量為平常的兩倍，體內的新陳代謝加速，喝了水，可使全身每一個細胞都能吸收到水分，創造出光潤細柔的肌膚。睡前一杯水則有助美容，上床之前，無論如何都要喝一杯水，這杯水的美容功效非常大。當你睡著後，那杯水就能滲透到每個細胞裡，細胞吸收水分後，皮膚就會更嬌柔細嫩。

水平衡管理

1.喝多少？

正常人每天所需水分平均為1500ml左右，若以每杯約200ml來計算，約需要喝8杯水，不過這也需視個人日常活動量而定。合理的方式是，喝水每次以100～150ml為宜，間隔時間為20～30分鐘。

2.什麼時候喝？

以白天和晚上都平均為原則，不要在單一小時內連續喝太多水。睡前少喝、睡後多喝也是正確飲水的原則，因為睡前喝太多水會造成眼皮水腫及夜尿多，令睡眠品質受影響。而經過一個晚上的睡眠，人體流失的水分約有450ml，早上起來需要及時補充，因此早上起床後空腹喝一杯水有益血液循環及促進大腦清醒。

3.喝什麼樣的水？

純淨水：通過蒸餾、反滲透等技術來淨化原水，它是不含任何雜質、無毒無菌、易被人體吸收的含氧活性水。

礦泉水：採於大地或岩層深處的天然水源，擁有多達10餘種的礦物精華含量。

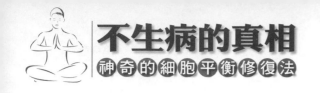

礦物質水：由自來水生產加工然後添加礦物質而成。

維生素水：由自來水生產加工然後添加維生素而成。

碳酸飲料：是在糖液中加入果汁（或不加果汁）、食用香精、色素、防腐劑等調成糖漿，然後再加入碳酸水製成的。由於碳酸飲料中溶有二氧化碳，喝下後二氧化碳進入胃腸道，能夠很快帶走身體的熱量，由口腔排出。

咖啡：咖啡因是其中苦味的來源之一，也是其魅力所在。

綠茶：未經發酵製成，綠茶較多保留了鮮葉內的天然物質，其中茶多酚、咖啡因保留鮮葉的85％以上，葉綠素保留50％左右，維生素損失也較少，從而形成了綠茶「清湯綠葉，滋味收斂性強」的特點。

紅茶：經過發酵烘製而成，茶多酚在氧化酶的作用下發生酶促氧化反應。

花茶：花茶中含有多酚類物質、脂多糖、多種維生素、蛋白質、礦物質、氨基酸、糖類及鮮花的芳香油，賦予了花茶獨特的氣質。

水果茶：是指將某些水果或瓜果與茶一起製成的飲料，因為各種水果所含成分不一，故對人體效益各有不同。

養生茶：養生茶將天然無毒的食品級植物花或葉精心配製在一起，其香高、味醇、色鬱，飲後清香淡雅、回味悠長，清熱解渴、怡心提神，同時對人體的臟腑進行調理，是理想的天然養生保健飲品。

不同的水產品有其不同特點，喝什麼水要因人而異，健康喝水的原則是：水產品一定要符合衛生標準，也不要長期只喝一種水產品，才能達到營養均衡。

植物營養素平衡與健康

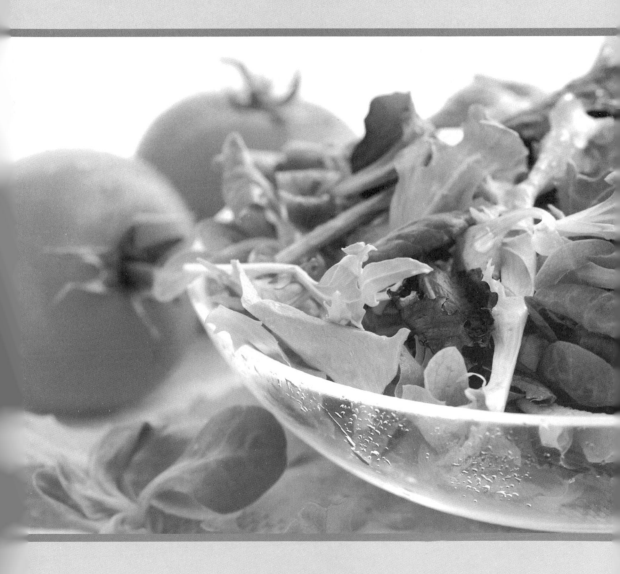

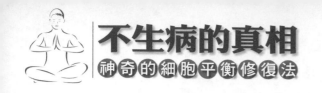

植物營養素是最近幾年科學的新發現，是指植物中所含的非營養素類生物活性物質，學術界也稱之為植物化學物質。目前科學家已經發現了1.2萬多種植物營養素，比如存在於大豆、蔬菜、水果、胡桃、大蒜、小麥胚芽及茶等植物中的類黃酮素、類胡蘿蔔素和芸香素等。

進入21世紀，植物營養素越來越受到人們重視，是因為它對比化學合成物質，植物營養素具有來源天然、安全並兼具某種或某些生理功能等特點，被譽為「植物給予人類的禮物」。

大豆異黃酮

大豆異黃酮是黃酮類化合物中的一種，主要存在於豆科植物中，大豆異黃酮是大豆生長中形成的一類次級代謝產物。由於是從植物中提取，與雌激素有相似結構，因此大豆異黃酮又稱植物雌激素，能夠彌補30歲以後女性雌性激素分泌不足的缺陷，改善皮膚水分及彈性狀況，緩解更年期綜合症和改善骨質疏鬆，使女性再現青春魅力。大豆異黃酮的雌激素作用影響到激素分泌、代謝生物學活性、蛋白質合成、生長因數活性，是天然的癌症化學預防劑。

當歸

當歸英文：Chinese Angelica，別名：秦歸、雲歸、西當歸、岷當歸。全當歸根略呈圓柱形，根上端稱「歸頭」，主根稱「歸身」或「寸身」，支根稱「歸尾」或「歸腿」，全體稱「全歸」。全當歸補血活血，當歸身補血，當歸尾活血。當歸中的主要活性成分為當歸多糖，其主要生理功能表現為以下幾個方面：

1.增強機體免疫功能：當歸多糖對免疫功能的機理與其對免疫器官以及淋巴細胞和細胞介質的作用有關。當歸多糖對IFR-γ有一定的誘生和啟動作用，IFN-γ主要功能為抗病毒、抗細胞增殖和免疫調節，其免疫調節作用較強，這與多糖的免疫促進作用有關。

2.抗腫瘤：多糖類成分能提高機體免疫功能的活性，是其應用於抗腫瘤的根據。當歸多糖能抑制S180實體瘤、腹水型腫瘤、艾氏腹水癌（EAC）和小鼠白血病L1-10等腫瘤增殖，是誘導腫瘤細胞凋亡或分化的天然誘導劑。

3.抗病毒：當歸多糖能夠顯著促進雞胚成纖維細胞（CEF）增殖和抵抗新城疫病毒（NDV）的感染。

4.抗氧化：當歸多糖具有抗氧化效應和免疫促進效應，能增強心、腦、腎、胰中超氧化物歧化酶活性，降低心、腦、腎、胰中丙二醛含量，可防止過氧化損傷，故推測當歸多糖的抗氧化效應和免疫促進效應可能與其降血糖作用機理有關。

枸杞

枸杞是茄科枸杞屬（Lycium）多分枝灌木植物，高0.5～1公尺，栽培時可達2公尺多，國內外均有分佈。枸杞全身是寶，明李時珍《本草綱目》記載：「春采枸杞葉，名天精草；夏采花，名長生草；秋采子，名枸杞子；冬采根，名地骨皮。」枸杞嫩葉亦稱枸杞頭，可食用或作枸杞茶。現代研究，枸杞有降

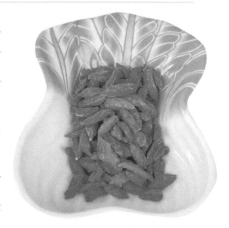

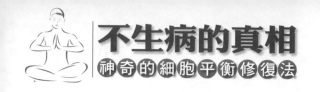

低血糖、抗脂肪肝作用，並能抗動脈粥樣硬化。此外，枸杞還可用於園林作綠籬栽植、樹椿盆栽及用作水土保持的灌木等。

枸杞含有氟、錳、鉻、鎂、鋅、銅、硒、鉬、鎳、鈣、磷、鋰、鈉、鍺、鈷、鐵、矽、礬、鉀等多種微量元素，在人體內與酶、激素以及維生素等共同保持生命的代謝過程和機體的免疫能力。枸杞雖然具有很好的滋補和治療作用，但也不是所有人都適合服用。由於它溫熱身體的效果相當強，正在感冒發燒、身體有炎症、腹瀉的人最好別吃；健康的成年人每日食用10g左右的枸杞比較合適。

甘草

甘草（藥材名稱：Radix Glycyrrhiza）是一種補益中草藥，藥用部位是根及根莖，藥材性狀根呈圓柱形，長25～100cm，直徑0.6～3.5cm。外皮鬆緊不一，表面紅棕色或灰棕色。根莖呈圓柱形，表面有芽痕，斷面中部有髓。氣微味甜而特殊。功能主治清熱解毒，祛痰止咳，脘腹脹滿、四肢攣急瘙痛。喜陽光充沛，日照長氣溫低的乾燥氣候，多生長在乾旱、半乾旱的荒漠草原、沙漠邊緣和黃土丘陵地帶。其生理功能主要表現為以下幾個方面：

1.抗氧化：近年來，國內外都有關於甘草黃酮類化合物清除自由基、抗氧化、抗促癌、抗致突作用的報導，證實其抗氧化作用。

2.抗炎、抗變態反應作用：甘草具有皮質激素樣抗炎抗變態反應作用，其主要有效成分是甘草酸和甘草次酸，能夠抑制磷脂酶A2活性，阻止組胺等活性物質的釋放，降低活性因數的反應性，抑制抗體生成。

3.腎上腺皮質激素樣作用：甘草粉、甘草浸膏、甘草酸、甘草次

酸均有去氧皮質酮樣作用，能使健康人及多種動物的尿量和鈉排出減少，鉀排出增加。長期應用會出現水腫及高血壓等症狀。

4.調節機體免疫功能：甘草具有增強和抑制機體免疫功能的不同成分。甘草酸類主要表現為增強巨噬細胞吞噬功能和增強細胞免疫功能，但對體液免疫功能有抑制作用。

5.抗消化性潰瘍作用：甘草粉、甘草浸膏、甘草次酸、甘草苷及苷元、異甘草苷對潰瘍能改善症狀，促進其癒合。

6.保肝：甘草製劑和甘草酸能降低血清轉氨酶活力，增加肝細胞內糖原和RNA的含量，促肝細胞再生。

7.抗病毒：複方甘草酸苷治療慢性病毒性肝炎具有較好的保肝、降酶及血膽紅素同步下降作用，無明顯不良反應，可以靜脈推注，是治療病毒性肝炎安全有效的藥物，也是治療慢性病毒性肝炎的良藥之一。

8.抗腫瘤：甘草是一味較理想的抗腫瘤藥物，它既具有直接殺傷癌細胞的作用，又具有保護正常細胞防其癌變的作用。

▌人參

　　人參為多年生草本植物，喜陰涼濕潤的氣候，多生長於晝夜溫差小的海拔500～1100公尺山地緩坡或斜坡地的針闊混交林或雜木林中。由於根部肥大，形若紡錘，常有分叉，全貌頗似人的頭、手、足和四肢，故而稱為人參。古代人參的雅稱為黃精、地精、神草，也被人們稱為「百草之王」，是聞名遐邇的「東北三寶」（人參、貂皮、鹿茸）之一，為馳名中外、老幼皆知的名貴藥材。

　　人參之所以很稀奇，很名貴，主要與它的藥用價值有關。在很

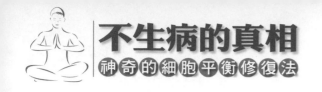

早的醫書《神農本草經》中就認為，人參有「補五臟、安精神、定魂魄、止驚悸、除邪氣、明目開心益智」的功效，「久服輕身延年」。李時珍在《本草綱目》中也對人參極為推崇，認為它能「治男婦一切虛症」。幾千年來，中草藥中人參都被列為「上品」。

人參含有黃酮苷（Panasenoside）、揮發油類、生物鹼類、多肽類、氨基酸類、單糖類、澱粉、果膠及多種維生素等。藥理有抗疲勞作用，增強機體的非特異性抵抗力，調節神經、心血管及內分泌系統，促進機體物質代謝、蛋白質和核酸的合成，提高腦力、體力活動能力和免疫功能。甘苦、微涼；熟；甘、溫。有補氣救脫、益心複脈、安神、生津、補肺、健脾等功能。對於治療心血管疾病、胃和肝臟疾病、糖尿病、不同類型的神經衰弱症、各種精神病、陽痿及某些癌症等均有較好療效；亦是一種滋補強壯藥。

澤瀉

澤瀉是植物和中藥材的統稱。植物為多年生沼生草本，屬澤瀉科，其根狀莖較短，基生。澤瀉夏季開白花，排成大型輪狀分枝的圓錐花序，兩性花。野生澤瀉一般生長在沼澤地，分佈於中國、日本和印度等地。澤瀉（根莖）是傳統的中藥之一。中醫理論認為其性寒，具有利水滲濕的功效。現代醫學研究，澤瀉可降低血清總膽固醇及三酯甘油含量，減緩動脈粥樣硬化形成；澤瀉及其製劑現代還用於治療內耳眩暈症、血脂異常、遺精、脂肪肝及糖尿病等。但澤瀉具有肝毒性、腎毒性，服用不當，會讓肝臟、腎臟出現腫脹及其他中毒症狀。

薏苡仁

薏仁（拉丁文名Semen Coicis，英文名 Coix Seed）又名薏苡仁、苡米、苡仁、土玉米、薏米、起實、薏珠子、草珠珠、回回米、米仁、六穀子，是常用的中藥，又是普遍、常吃的食物，性味甘淡微寒，有利水消腫、健脾去濕、舒筋除痹、清熱排膿等功效，為常用的利水滲濕藥。薏仁又是一種美容食品，常食可保持人體皮膚光澤細膩，消除粉刺、雀斑、老年斑、妊娠斑、蝴蝶斑，對脫屑、痤瘡、皸裂、皮膚粗糙等都有良好療效。

DHA

DHA俗稱腦黃金，是一種對人體非常重要的多元不飽和脂肪酸，屬於Omega-3不飽和脂肪酸家族中的重要成員。DHA是神經系統細胞生長及維持的一種主要元素，是大腦和視網膜的重要構成成分，在人體大腦皮層中含量高達20%，在眼睛視網膜中所占比例最大，約占50%，因此，對胎嬰兒智力和視力發育至關重要。

AA（花生四烯酸）

花生四烯酸屬於不飽和脂肪酸，其中含有4個碳-碳雙鍵，一個碳-氧雙鍵，為高級不飽和脂肪酸，廣泛分佈於動物界，少量存在於某個種的甘油酯花生四烯酸中，也能在甘油磷脂類中找到。與亞油酸、亞

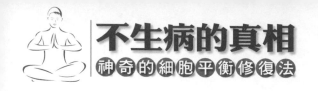

麻酸一起被稱為必需脂肪酸。推斷它是前列腺素生物合成的起始物之一。

越橘

學名Vaccinium spp，越橘約有130種以上，分佈於北半球從北極到熱帶高山地區，栽培歷史較短。重要的物種有：兔眼越橘、狹葉越橘、澳洲越橘、蔓越橘。葉互生，近橢圓形，有短柄，全緣或有鋸齒。花腋生或頂生，單生或成總狀花序；兩性花。漿果近圓形，直徑多為0.5～2公分，藍黑或深紅色；內含多數種子，果頂常有宿萼。其生理功能比較多，主要表現為鎮咳、祛痰、抗炎、解熱、平喘、抗菌、降壓和抗肝炎作用。

荷葉

荷葉為睡蓮科植物蓮的葉。蓮為多年生水生草本，生於水澤、池塘、湖沼或水田內，野生或栽培，廣布於南北各地。荷葉含有蓮鹼（Roemerine）、原荷葉鹼（Pronuciferine）和荷葉鹼（Nuciferine）等多種生物鹼及維生素C、多糖，有清熱解毒、涼血、止血、降脂等作用。內服：煎湯，6～10g（鮮品15～30g）；或入丸、散。外用：適量，搗敷，研末摻或煎水洗。未發現副作用報導。

黃精

黃精性甘味平，歸脾、肺、腎經，養陰潤肺，補脾益氣，滋腎填

精。主治陰虛勞嗽；肺燥咳嗽；脾虛乏力；食少口乾；消渴；腎虧腰膝酸軟；陽痿遺精；耳鳴目暗；鬚髮早白；體虛羸瘦；風癩癬疾。現代藥理研究作用如下：

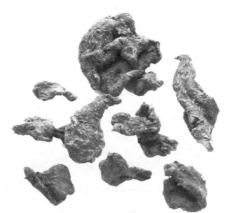

　　1.抗病原微生物作用：體外試驗表明、黃精水提出液（1：320）對傷寒桿菌、金黃色葡萄球菌、抗酸桿菌有抑制作用，2%黃精在沙氏培養基內對常見致病真菌有不同程度的抑制作用。

　　2.調節血糖：兔灌胃黃精浸膏，其血糖含量漸次增高，然後降低。黃精浸膏對腎上腺素引起的血糖過高呈顯著抑制作用。

　　3.抗疲勞：黃精煎劑17.67%濃度，0.3ml/隻腹腔注射，可延長小鼠游泳時間。

　　4.抗氧化：黃精煎液20%濃度，13ml/隻餵飲，連續27天，使小鼠肝臟超氧化物歧化酶（SOD）活性升高，心肌脂褐質含量降低。

　　5.延緩衰老：黃精煎劑20%濃度，浸泡桑葉餵養家蠶，有延長家蠶幼蟲期的作用。

　　6.止血：黃精甲醇提取物40mg/隻，正丁醇部分20mg/隻，水層部分20mg/隻，腹腔注射，對乾冰-甲醇冷凍小鼠尾部1分鐘，切尾法實驗表明有止血作用，使小鼠出血量減少。

　　7.對心血管作用：黃精水浸膏0.16～0.26g/kg靜脈注射，明顯增加麻醉犬冠脈流量；1.5g/kg靜脈注射，對垂體後葉素引起的兔心肌缺血有對抗作用，對抗垂體後葉素引起的T波增高，促進T波異常提前恢復；12g/kg腹腔注射，可增強小鼠對缺氧的耐受力。

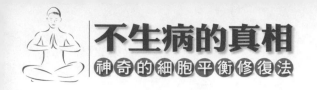
8.**抗病毒**：黃精多糖0.2%眼液滴眼，6次/天，或加服黃精多糖10mg/kg，2次/天，對兔實驗性單純皰疹病毒性角膜炎均有治療作用。

水飛薊

水飛薊始載於《拉漢種子植物名稱》，全草用於腫瘍及丹毒；果實及提取物用於肝臟病、脾臟病、膽結石、黃疸和慢性咳嗽。有清熱利濕、疏肝利膽功能。主治吐血、咯血、衄血、便血、尿血、婦女崩漏、外傷出血、瘡瘍腫痛、瘰癧、濕疹、肝炎、腎炎。

現代藥理作用：水飛薊素，又名西馬利靈，有保肝和治療肝病的作用，能對抗肝臟中毒，並有抗X光的作用，沒有毒性，即使長期服用也無不良反應。

絞股藍

絞股藍始載於《救荒本草》，云：「絞股藍，生田野中，延蔓而生，葉似小藍葉，短小較薄，邊有鋸齒，又似痢見草，葉亦軟，淡綠五葉攢生一處，開小花，黃色，亦有開白花者，結子如豌豆大，生則青色，熟則紫黑色，葉味甜。」具清熱解毒、止咳祛疾之功能。

現代研究絞股藍有生津止渴，祛病強身，調理內分泌，清熱解毒，平肝明目，降脂減肥，抗癌防癌，降血壓，抗衰老等功效。

甜菜

甜菜根味甘，性平微涼；具有健胃消食、止咳化痰、順氣利尿、

消熱解毒等功效。甜菜中含有對人體有益的葉酸，而這種元素是預防貧血，使細胞正常發育不可或缺的重要物質之一，具有一定的抗腫瘤作用，為天然抗癌維生素，還有防止高血壓、老年癡呆症的作用。

科學家分析指出，甜菜根汁中富含亞硝酸鹽物質，該物質一旦進入人體即可擴張血管，加速向肌肉及大腦的輸氧量，使肌肉和大腦的輸氧量達到最大值。因此，甜菜根汁及其中富含的亞硝酸對模擬競技運動具有積極作用。研究結果表明，喝甜菜根汁特別有助於提高耐力型競技項目成績。另外，喝甜菜根汁的受益者不僅包括專業或業餘運動員，還包括老年和體弱人群，給這些人群提供更多能量，更順利完成日常比較費勁的任務。

葡萄籽

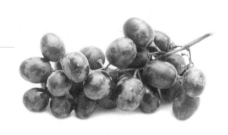

葡萄籽是葡萄經曬乾後分離葡萄皮、葡萄梗後所得產物，葡萄籽油具有保健、美容之功效，價格非常昂貴。其含有豐富的蛋白質、粗脂肪、各種氨基酸（天門氨酸、蘇氨酸、苯丙氨酸、賴氨酸、組氨酸、絲氨酸、谷氨酸、甘氨酸、丙氨酸、纈氨酸、亮氨酸、酪氨酸、異亮氨酸、精氨酸、脯氨酸、胱氨酸、蛋氨酸）、維生素及礦物質、膽鹼、鹽酸、泛酸。葡萄籽提取物原花青素具有超強抗氧化能力，是維他命E的50倍，是維他命C的20倍，能延緩老化，預防動脈硬化，也有皮膚維他命之稱，具有脂溶性及水溶性的特質，有超強的美白作用。研究發現，葡萄籽提取物還具有清除自由基、抗前列腺癌、抗肝臟腫瘤的作用，並可對抗神經系統的損傷。

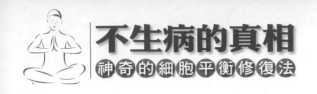
銀杏

銀杏為落葉喬木，5月開花，10月成熟，果實為橙黃色的種實核果。銀杏是一種子遺植物，和它同門的所有其他植物都已滅絕。銀杏是現存種子植物中最古老的子遺植物。變種及品種有：黃葉銀杏、塔狀銀杏、裂銀杏、垂枝銀杏、斑葉銀杏。其生理功能表現為免疫調節、抗炎、抗衰老、抗腫瘤、降血糖等多種活性作用。

要注意的是中毒現象，兒童中毒的較為多見，輕重與小兒的年齡、體質情況有關，年齡越小症狀越重。潛伏期為1～12小時，早期有噁心、嘔吐、腹痛、腹瀉及食欲缺乏，繼而出現神經系統症狀，如煩躁不安、驚厥、精神萎靡、肢體強直、皮膚發紺、發熱，對外界刺激反應強烈，有恐懼感，甚至發出怪叫，對光反應遲鈍或消失，瞳孔散大，兩眼上翻，面色蒼白，口吐白沫，脈搏細弱，呼吸困難，或引起肺水腫。最後因心力衰竭和呼吸衰竭，可能危及生命。

苦瓜

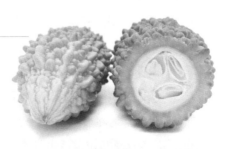

苦瓜又名涼瓜，是葫蘆科植物，為一年生攀緣草本。莖、枝、葉柄及花梗披有柔毛，腋生捲鬚。葉子的直徑達3～12公分，有5～7道掌狀深裂，裂片呈橢圓形，外沿有鋸齒。春夏之交開花，雌雄同株，黃色。果實長橢圓形，表面具有多數不整齊瘤狀突起。種子藏於肉質果實之中，成熟時有紅色的囊裹著。

苦瓜是人們喜愛的一種蔬菜，原產地不清楚，但一般認為原產於

熱帶地區。在南亞、東南亞、中國和加勒比海群島均有廣泛的種植。其生理功能主要表現為抗腫瘤作用、抗生育及墮胎作用、降血糖作用、抗菌及抗病毒作用。

番茄紅素

番茄紅素（lycopene）是成熟番茄的主要色素，是一種不含氧的類胡蘿蔔素。1873年Hartsen首次從漿果薯蕷TamuscommunisL.中分離出這種紅色晶體。1913年Schunk發現這種物質和胡蘿蔔素不同，將其首次命名為lycopene，使用至今。在類胡蘿蔔素中，它具有最強的抗氧化活性。番茄紅素清除自由基的功效遠勝於其他類胡蘿蔔素和維生素E，其淬滅單線態氧的速率常數是維生素E的100倍，是迄今為止自然界中被發現最強的抗氧化劑之一。

番茄紅素不僅是強效的天然抗氧化劑，還可上調內源性抗氧化酶的活性，並可誘導細胞間連接通訊，因而具有顯著的血管內皮保護作用、腫瘤生長抑制作用和一定的免疫調節作用等多種生物活性，在心腦血管疾病、腫瘤等慢性疾病的防治，及抗疲勞、延緩衰老和功能性色素等方面有良好的應用前景。番茄紅素及其相關健康產品對人類的亞健康狀態及某些嚴重的慢性疾病具有綜合調理或防治作用。

一個成年人每天食用100～200g番茄，就能滿足身體對番茄紅素的需要。

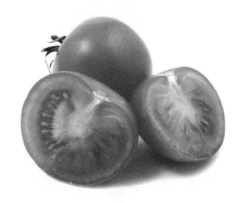

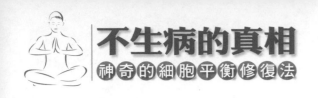
靈芝

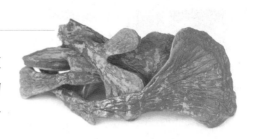

靈芝又稱靈芝草、神芝、芝草、仙草、瑞草，是多孔菌科植物赤芝或紫芝的全株。根據我國第一部藥物專著《神農本草經》記載：靈芝有紫、赤、青、黃、白、黑6種，性味甘平。靈芝原產於亞洲東部，中國古代認為靈芝具有長生不老、起死回生的功效，視為仙草。靈芝主要分佈在中國、朝鮮半島和日本。靈芝一般生長在濕度高且光線昏暗的山林中，主要生長在腐樹或是其樹木的根部。靈芝一詞最早出現在東漢張衡《西京賦》：「浸石菌於重涯，濯靈芝以朱柯」之中。其生理功能主要表現為抗腫瘤、抗血栓和血凝、抗衰老、護肝、抗病毒和消炎抗菌等作用。口服靈芝還未見不良反應報導，但靈芝注射液有過敏反應，一般注射20～30分鐘後，輕者有蕁麻疹、心慌氣短、胸悶、腹痛、胃痛、嘔吐、喉頭水腫，重者出現過敏性休克或過敏性腦炎。

綠茶

綠茶是指採取茶樹新葉，未經發酵，經殺青、揉撚、乾燥等典型工藝，其製成品的色澤，沖泡後的茶湯較多的保存了鮮茶葉的綠色主調。每天1～2次，每次2～3g的飲量是比較適當的。便秘的人喝了綠茶可能會引起更嚴重的便秘；綠茶偏涼，胃寒的人喝了易引起胃病。此外，綠茶具有相當的興奮作用，睡眠不好的人不宜多喝。

綠茶含有茶多酚、兒茶素、葉綠素、咖啡鹼、氨基酸、維生素等多種營養成分，科學研究結果表明，綠茶中保留的天然物質成分，對

防衰老、防癌、抗癌、殺菌、消炎等均有特殊效果。

山楂

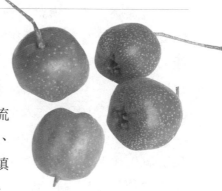

　　山楂又稱紅果、棠棣、綠梨，屬薔薇科，為薔薇科植物山裡紅或山楂的乾燥成熟果實。山楂能防治心血管疾病，具有擴張血管、強心、增加冠脈血流量、改善心臟活力、興奮中樞神經系統、降低血壓和膽固醇、軟化血管及利尿和鎮靜作用；也有防治動脈硬化，防衰老、抗癌的作用。山楂酸還有強心作用，對老年性心臟病也有益處。它能開胃消食，特別對消肉食積滯作用更好，很多助消化的藥中都採用了山楂；山楂有活血化淤的功效，有助於解除局部淤血狀態，對跌打損傷有輔助療效；山楂對子宮有收縮作用，在孕婦臨產時有催生之效，並能促進產後子宮復原；山楂所含的黃酮類和維生素C、胡蘿蔔素等物質能阻斷並減少自由基的生成，能增強機體的免疫力，有防衰老、抗癌的作用。山楂中有平喘化痰、抑制細菌、治療腹痛腹瀉的成分。

　　山楂可生食、水煎或榨汁，每次10～30g比較合適。要注意的是，山楂中所含的鞣酸與胃酸結合易形成胃石，很難消化掉。如果胃石長時間消化不掉就會引起胃潰瘍、胃出血甚至胃穿孔。因此，應儘量少吃生山楂，尤其是胃腸功能弱的人更應該慎食。而山楂最好是煮熟後再吃。

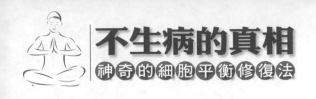

大蒜

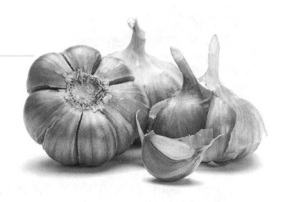

大蒜為多年生草本植物，百合科蔥屬，地下鱗莖分瓣，按皮色不同分為紫皮種和白皮種。辛辣，有刺激性氣味，可食用或供調味，亦可入藥。大蒜從西域傳入中國，經人工栽培繁育深受大眾喜食。其生理功能主要表現為降血脂、抗凝血和抗血栓作用、保護動脈壁作用、清除自由基和抗氧化作用、調節免疫功能、保護肝臟作用和降血糖等作用，其他作用包括抗結核、抗瘧疾、促進毛髮生長、治療精神抑鬱、改善微循環和抗蛇毒等作用。內服：煎湯，1.5～3錢；生食、煨食或搗泥為丸。外用：搗敷、作栓劑或切片灸。

臨床觀察，許多眼病患者服藥治療期間不忌大蒜，效果往往不佳，尤其是服用中藥的患者，藥效幾乎被抵消了。中醫認為，長期大量食用大蒜傷人氣血，損目傷腦，這一點《本草綱目》上也有清楚的記載。因此，患有眼疾以及氣血不足、身體虛弱者應控制大蒜的食用量。

紅麴米

紅麴最早發明於中國，已有一千多年的生產、應用歷史，是中國及周邊國家特有的大米發酵傳統產品。紅麴米異名：紅麴、赤麴、紅米、福米。性質：為棕紅色至紫紅色的米粒。來源：以秈稻、粳稻、糯米等稻米為原料，用紅麴真菌發酵而成，為棕紅色或紫紅色米粒。

使用紅麴米時需注意，用量不宜多，否則口味發苦。目前還未見副作用報導。

蘆薈

蘆薈屬（學名：Aloe）通稱蘆薈，原產於地中海、非洲，為獨尾草科多年生草本植物，據考證的野生蘆薈品種300多種，主要分佈於非洲等地。這種植物頗受大眾喜愛，主要因其易於栽種，為花葉兼備的觀賞植物。可食用的品種只有6種，而當中具有藥用價值的蘆薈品種主要有：洋蘆薈（又名巴巴多斯蘆薈或翠葉蘆薈 Aloe Barbadensis/Aloe Vera），庫拉索蘆薈（分佈於非洲北部、西印度群島），好望角蘆薈（分佈於非洲南部），元江蘆薈等。

主要生物活性表現為免疫調節、抗紫外線輻射、促造血、抗腫瘤、抗真菌和抗病毒作用。作為蔬菜食用的新鮮蘆薈，其藥性、作用較蘆薈乾燥物平和，但食用時依然有量的限制，一般常規用量為每天15g左右，體弱者應酌減。

蘆薈中的蘆薈素會引起人體腹瀉，哺乳期的婦女使用蘆薈會間接使嬰兒產生腹瀉；蘆薈含光敏感劑，塗抹於皮膚上，直接曬太陽會使皮膚變黑；蘆薈素會使子宮血管擴大，造成骨盆腔充血腫脹，當心孕婦有流產之虞；患痔瘡、生殖器炎症、胰臟炎、血友病的人及體虛多病者、月經期婦女等，不宜食用蘆薈，以免造成出血。對於生產後的女性，蘆薈的成分混入乳汁，會刺激孩子引起下痢。

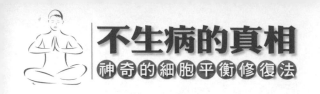
螺旋藻

　　螺旋藻是一類低等植物，屬於藍藻門，顫藻科，它們與細菌一樣，細胞內沒有真正的細胞核，所以又稱藍細菌。藍藻的細胞結構原始且非常簡單，是地球上最早出現的光合生物，在這個星球上已生存了35億年。它生長於水體中，在顯微鏡下可見其形態為螺旋絲狀，故而得名。

　　其生理功能主要表現為免疫調節、抗腫瘤、抗病毒、抗氧化衰老、抗輻射、抗突變、神經保護、降血糖和降血脂等作用。目前還未見使用後出現副作用的報導。

第 11 章

能量平衡與健康

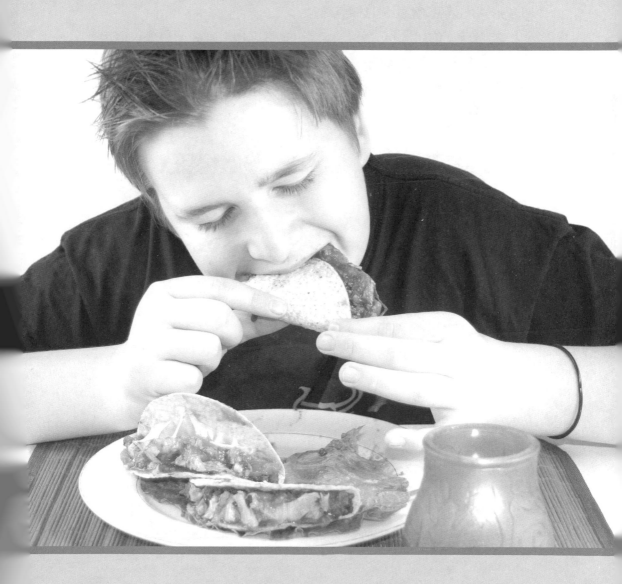

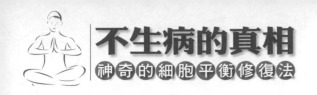
　　人類知道能量平衡是從能量守恆法則開始的。能量守恆法則，是指在指定時間內一客觀實體的能量收入與能量支出處於平衡狀態，包括各種形式能量，如熱、光、電、力等，其中應用最多的是以熱能為衡量形式的能量平衡，稱為熱平衡。

　　能量代謝的研究可以始於16世紀，直到19世紀末，科學家發現能量守恆定律也適用於人體——即「人體能量平衡」，並編制出食物熱值表以及能量轉換係數，從此人體能量平衡的研究才開始上升到一個全新的階段。

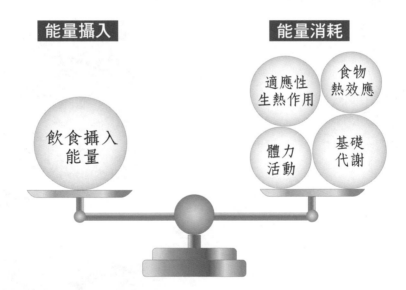

人體能量的收入來源

　　中國營養學會2000年提出中國居民膳食能量參考攝入量指出，成年男性輕、中體力勞動者每日需要能量為2400～2700kcal；女性

輕、中體力勞動者每日需要能量為2100～2300kcal；嬰兒、兒童和青少年、孕婦和乳母、老年人各自的生理特點不同，能量需要也不盡相同。

人體能量的收入來源主要為飲食。人體在生命活動過程中，一切生命活動都需要能量，如物質代謝的合成反應、肌肉收縮、腺體分泌等等，而這些能量主要來源於飲食。動、植物性食物中所含的營養素可分為7大類：糖（也稱碳水化合物）、脂類、蛋白質、礦物質（含常量元素和微量元素）、維生素、植物纖維和植物營養素，加上水則為8大類。其中，糖、脂肪和蛋白質經體內氧化可釋放能量，三者統稱為「產能營養素」或「熱源質」。

糖，又稱碳水化合物，在體外充分燃燒，糖的消化吸收率為98%，糖是體內的主要供能物質，它供給人體約70%所需的能量。腦組織所需能量的唯一來源是糖。這使糖在能量供給上更具有其特殊的重要性。人體雖然可依靠其他物質供給能量，但必須定時進食一定量的糖，維持正常血糖水準以保障大腦的功能。另外，糖對脂肪的氧化過程也有很重要的作用。糧穀類和薯類食物碳水化合物較多，是膳食能力最經濟的來源；通常每克碳水化合物在人體內平均可產生代謝能力為4kcal。

脂肪是人體另一重要的供能物質。脂肪水解成脂肪酸進入血液而運送到肝臟和肌肉等組織氧化利用。脂肪酸經 β 氧化形成乙醯輔酶A後，必須進入三羧酸循環才能徹底氧化成水及二氧化碳並釋放能量。因此，脂肪的氧化必須依賴糖代謝。脂肪是機體儲存能量的重要形式，在進行長時間勞動時，它可被動員經血液源運送到骨骼肌，供給所需的能量。油料作物富含脂肪，動物性食物一般比植物性食物含有更多脂肪，脂肪在人體內平均可產生代謝能力為9kcal。

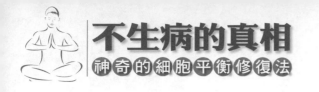

蛋白質在體內的功能主要是構成體蛋白，而供給能量不是它的主要生理功能。蛋白質分解成氨基酸，進而再分解成非氮物質與氨基。非氮物質進入三羧酸循環被氧化利用，氨基則形成氨或尿素隨尿排出。動物性食物一般比植物性食物含有更多的蛋白質。蛋白質在人體內平均可產生代謝能力為4kcal。

糖、脂肪和蛋白質進入人體後，在人體細胞中線粒體的呼吸作用下，這些有機物和氧氣被消耗，產生二氧化碳和水，然後釋放能量。釋放出的能量主要是熱能和三磷酸腺苷（ATP），熱能用於保持體溫等，而ATP供給人體各項生命活動所需要的能量。

人體能量的消耗與支出

人體的能量主要以ATP形式儲存在人體的細胞線粒體中，它主要用於人體的三項活動：基礎代謝、食物特殊動力作用和勞動代謝。

基礎代謝是人體為了維持生命，各器官進行最基本的生理機能消耗的能量，如維持正常體溫、基礎血流和呼吸運動、骨骼肌的張力及某腺體的活動等。

正常情況下，人體的基礎代謝率比較恆定，根據前人的研究成果，一個成年人在保持健康狀態的情況下，其基礎代謝率20年內不會偏離正常平均值的±5%～10%；在同年齡、同體重、同性別的正常成年人群內，有85%的人其基礎代謝率在正常平均值的±10%以內。

人體的代謝因進食而稍有增加。譬如，某人基礎代謝率為168.80（kJ Ph-1），當攝取相當於168.80kJ的食物，並處於基礎代謝條件下，經測定，這時的代謝率不是168.80（kJ h-1）而是176.40（kJ Ph-1）。顯然，這部分增加的代謝值是因進食引起的。這一現象最早

為Rubner發現，他稱之為「食物特殊動力作用」。

食物特殊動力作用與進食的總熱量無關，而與食物的種類有關。進食糖與脂肪對代謝的影響較小，大約只是基礎代謝的4%，持續時間亦只1小時左右，但進食蛋白質對代謝的影響則較大，可達基礎代謝的30%，持續時間也較長，有的可達10～12小時。

食物特殊動力作用的機理，是食物在消化、吸收和代謝過程中的耗能現象。例如，某些酶的活力增加，代謝過程中某些物質在細胞與間質間的主動轉移等，氨基酸的脫氨基作用的耗能現象更加明顯。

勞動代謝包括在生產與生活中全部體力活動的熱能消耗。體力活動是影響機體能量消耗的主要部分，常見的中等強度勞動，其氧耗量大約是基礎代謝的4～5倍，較強勞動是基礎代謝的7～8倍，有的極強勞動可達基礎代謝的14～15倍。

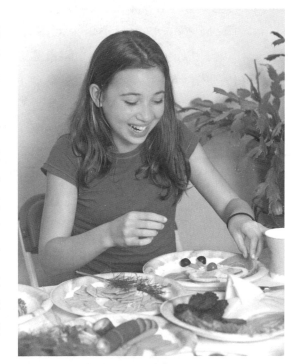

糖在體內的分解代謝有兩種形式。如果勞動強度適宜，人體的循環和呼吸系統能夠供給骨骼以充分的氧，糖的代謝則為有氧氧化。人體進行很強的勞動時，一時攝取的氧量不足，骨骼肌所需的能量則從糖的無氧酵解代謝獲得，此時糖酵解為乳酸。

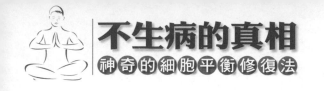

人體進行勞動時，骨骼肌能否得到足夠的氧，取決於肺通氣量、血流輸送的氧量及肌細胞對氧的利用。開始勞動時，機體的氧攝取量不能即時達到骨骼肌需氧量的水準，機體先動用肌細胞內儲存的高能磷酸化合物（如ATP和磷酸肌酸）及（或）糖的無氧酵解，以供給即時所需之能量。

人體能量不平衡的危害

人體每日攝入的能量過剩，會在體內貯存起來。人體內能量的貯存形式是脂肪，脂肪在體內的異常堆積會導致肥胖和機體不必要的負擔，並可成為心血管疾病、某些癌症等退行性疾病的危險因素。

人體每日攝入的能量不足，機體會運用自身儲備的能量甚至消耗自身的組織以滿足生命活動的能量需要。人體長期處於饑餓狀態，在一定時期內機體會出現基礎代謝降低、體力活動減少和體重下降以減少能量的消耗，使機體產生對於能量攝入的適應狀態，此時，能量代謝由負平衡達到新的低水準上的平衡。其結果引起兒童生長發育停滯，成人消瘦和工作能力下降。

處於生長發育期的嬰兒、兒童、青少年、孕婦和泌乳的乳母、康復期的患者等，其一天的能量攝入中還有一部分用於組織增長和特殊的生理變化中。

第12章 運動平衡與健康

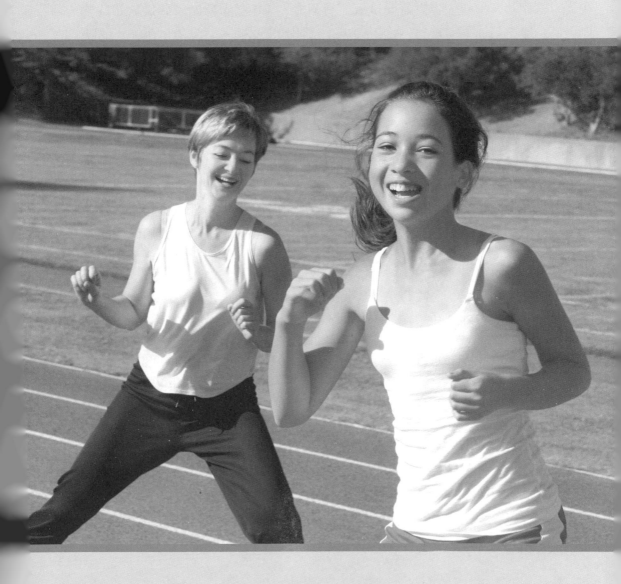

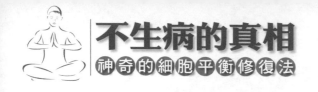

運動分為有氧運動和無氧運動

有氧運動指在整個運動過程中，人體吸入的氧氣大體與機體所需相等，其運動特點是強度低、有節奏、不中斷、持續時間長，並且方便易行，容易堅持。從生理生化這個角度來看，在氧氣供應充足的狀態下，機體運動所需的能量ATP主要靠糖、脂肪完全氧化來供給，相同重量的糖、脂肪所提供的能量較無氧或缺氧狀態下多得多，而且理論上也不產生代謝中間產物乳酸。又因為它能動用機體的能源庫——脂肪，所以它是目前健身強體和減肥最有效的運動方法。這類運動屬於耐久性運動項目，包括：步行、慢跑、騎車、越野、滑雪、打網球等；在健美運動中，韻律健美操以及在跑步機、登山機、划船器、滑雪機、拉力馬等器械上的運動也都屬有氧代謝運動。

無氧運動指在整個運動過程中，人體吸入的氧氣少於機體所需要

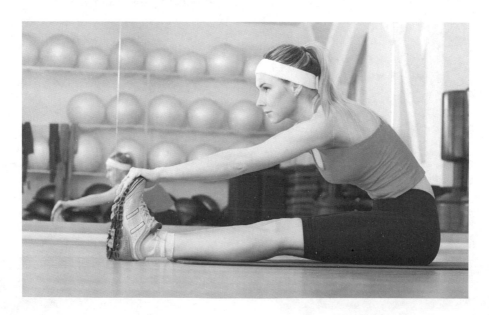

的氧氣，運動強度較高，持續時間短，爆發力強。而機體運動所需的能量ATP主要靠糖酵解來提供，提供的能量只是有氧氧化的幾十分之一，而且還產生大量會使人感到疲勞的中間物質——乳酸。這類運動屬於力量爆發性的項目，包括舉重、拳擊、短跑以及田徑項目中的競技運動等。

在我們日常進行的運動中，還有很大一部分既不完全屬有氧運動，也不完全屬無氧運動，而是兩者兼而有之，如足球、籃球、排球、體操、中距離跑、游泳及摔跤等，是耐力和力量的綜合體現。這種運動同樣有健身減肥的作用。

運動對人體的生理作用

1.**運動防治糖尿病**：在糖尿病患者健康管理干預手段中，運動是第一要素，比控制飲食還重要。在中國、芬蘭和美國等不同國家的研究發現，即使中等程度的體力活動，也幾乎足以防止60%II型糖尿病病例的發生。那麼，運動幫助管理糖尿病的機制是什麼？運動可刺激胰島素的分泌，加速細胞對糖的氧化和利用。當肌肉缺乏運動鍛煉時，會抑制胰島素分泌，長久下去，便會導致糖代謝紊亂，進而誘發糖尿病。另外，運動也會加速脂肪氧化，故而少得肥胖病。

已知在糖尿病的發病過程中，肥胖也是一個重要的原因，因為脂肪也是一種內分泌腺體，脂肪細胞，尤其是大脂肪細胞能分泌一種脂抑胰島素，可降低胰島素的活性，從而使細胞不能很好地利用糖。

2.**運動防治心腦血管疾病**：有氧運動一方面可增強心肌的收縮力，從而提高心臟血液的輸出量，改善全身的血液供給；另一方面可增強全身血管的彈性，減少動脈硬化，對健康長壽大有益處；最重要

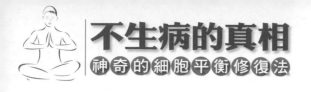
的是運動需要消耗能量，促進脂肪的燃燒和利用，從而避免了肥胖和高脂血症，也就減少了心腦血管疾病的危險性。

3.運動防治骨質疏鬆：骨質疏鬆是威脅中老年人的一種多發病，而運動是增強鈣吸收最有效的辦法。美國骨科專家Frost提出了一個新觀點：在骨質疏鬆的發病機制中，非機械因素（鈣、維生素D、激素等缺乏）並非是最主要的，而在神經系統調控下的肌肉品質（包括肌塊品質和肌力）才是決定骨強度（包括骨量和骨結構）的因素。這就是為什麼久臥病床或多數肌肉衰退性疾病的患者，即使補鈣也無法阻止骨質減少的現象。所以，補鈣結合適當的有氧運動和負重運動，是防止骨質疏鬆最有效的方法。

4.運動健腦防衰老：美國加州大學腦老化和遲鈍研究所的研究表明，鍛煉有增強記憶力、活躍思維的功效，鍛煉可直接對腦產生影響，增加「腦源性神經因數」的形成量，這種物質能促進神經軸突的生長，而且能夠提高腦細胞抑制氧化物和毒素的能力。試驗研究表明，6000名65歲以上婦女，8年腦功能狀況跟蹤測試發現，經常鍛煉的人，出現記憶力減退的可能性變小。

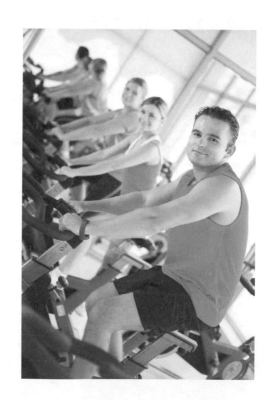

5.運動防治癌症：久坐

不動必然導致腸蠕動緩慢，形成便秘，而宿便中的毒素，主要是蛋白質的分解產物、細菌毒素以及重金屬離子等，對腸壁刺激後誘發腸黏膜細胞的突變而引起癌症。運動能增強腸蠕動，有利於這些毒素的及時排出，故而少發癌症。此外，由於大便暢通，減少了毒素的再吸收，從而也減少了女性的乳腺癌、肺癌和其他癌症的發病率。

運動不平衡的危害

大家熟知的美國著名排球運動員海曼、中國籃球運動員韓明山、排球運動員朱剛等等，都因超強的運動突然死於運動場上，原因都是心臟猝死。

運動醫學專家研究表明，激烈的、長時間的運動，如跑馬拉松時，身體會分泌一種類似鴉片、有麻醉作用的物質，稱為因多芬，可使人在運動中感覺不到痛苦，尤其會失去心臟病發作的前兆症狀——胸部劇痛，故常有長跑者昏倒或心臟病發作的情況發生。另外，免疫系統的淋巴細胞也會當因多芬產生過多時，失去對外來病毒的作用，引起免疫功能失調，易發感冒或癌症等病。

運動醫學專家研究表明，過分激烈的運動會產生許多對身體組織和細胞破壞性很大的氧自由基，也是引起細胞衰老和致畸的一個重要原因。

另外，劇烈運動會使心跳加快，血壓升高，使運動中心臟病發作的危險性大大增加。美國哈佛大學的一項研究報導，如果一個平時少運動的人，突然去做過分的運動，如快速跑步趕火車、汽車、飛機，搬重物上高樓等，這種突然間強度過高的運動，會使心臟病發作的危險性增大6～100倍。

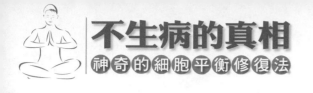

運動多少為適宜？

「每天行走一萬步」是衛生單位宣導的一個適宜大多數人的一種運動方式。運動健身其實也不需要太大的運動量就能達到十分明顯的效果，如果我們每天堅持10分鐘的散步，則身體狀況將大大改善。如果每天堅持1小時的步行，那麼每週可通過體力活動消耗掉2000cal的熱量，我們的預期壽命將會延長整整2年。

運動健身貴在堅持，三天打魚兩天曬網是達不到目的的。此外，有氧運動（指和緩的非劇烈的運動）對健身的效果更好，當然也可將有氧運動和無氧運動兩者結合起來，不過應根據個人體質選擇適當的運動項目和運動量。

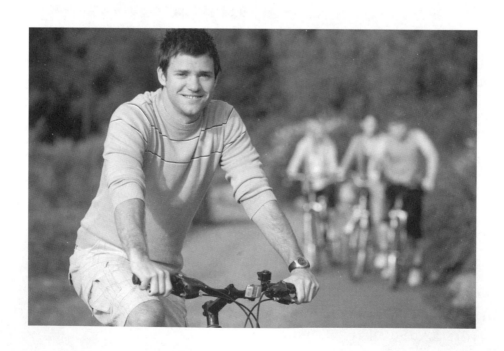

第13章 心理平衡與健康

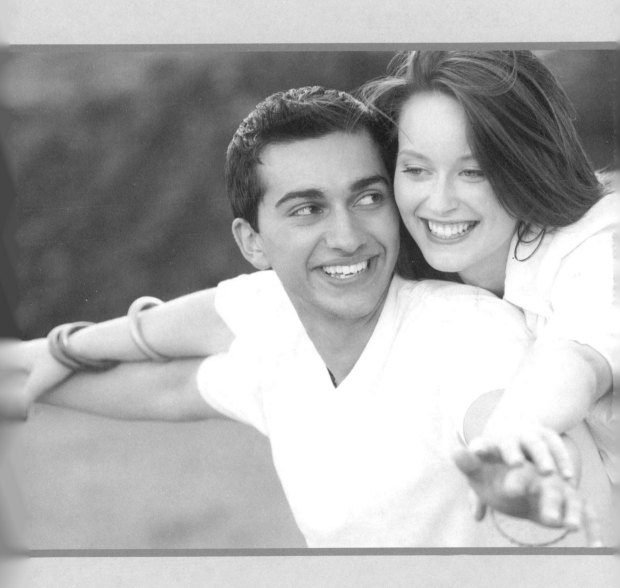

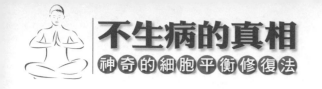

俗話說「笑一笑十年少」，雖然這個比喻有點誇張，但也生動地體現了心理因素對健康狀況的影響。

心理不平衡的危害

現代醫學和心理學的研究證明，很多種疾病都能找到其致病的心理因素。所謂心理因素，系指個體在心理活動中所產生的衝突、緊張、不良習慣和人格特徵等。這些因素與人們熟知的病毒、細菌、遺傳一樣也能引起軀體疾病，即身心疾病。

身心疾病包括臨床各科、軀體各系統的多種疾病組成的疾病群，占整個疾病譜的1/3，典型的身心疾病包括高血壓、消化性潰瘍、糖尿病、支氣管哮喘、痛經、神經性厭食甚至惡性腫瘤等。

身心疾病與壓力和情緒波動有關，其中消極情緒有著明顯的作用，當我們遇到緊張的事情（工作不順利、感情變故、家人故去等），都容易導致情緒出現恐懼和焦慮，高血壓、糖尿病等疾病的發病率會明顯上升。據心理免疫學家研究表明，當人心情不好時，比如生氣過後30分鐘左右，體內即會出現免疫力下降反應。

另據腫瘤專家研究發現，80%以上的腫瘤病患者，個人或家庭多半遇有不幸，心理一直處於悲傷、憂慮和絕望的痛苦之中，致使人體內的免疫系統功能始終處於低下狀態，久之，積憂成疾。

巴西著名醫生馬丁斯曾對被控犯有各種類型貪污、受賄的583名官員進行了為期10年的心理與健康研究，並與583名政界廉潔的官員情況作了科學對照，得出了令人吃驚的結論：失廉官員中60%生病，其中癌症占53%；心臟病如心肌梗死、心絞痛、心肌炎等占17%；腦梗死、腦出血等占30%，並在1～6個月內死亡5/6。而廉政官員583名中

只有16%的人生病，但無死亡。另外，馬丁斯醫生對失廉官員還做了心理測試，70%的人心理狀況極差，需要經常服鎮靜劑。馬丁斯最後認為貪腐官員生病死亡的主要原因是：長期精神緊張、心理失衡、生活失律，神經功能、新陳代謝、內分泌和排泄功能紊亂失調等，造成其多病、多重病、早死亡現象的發生。由此可見，心理因素對健康與壽命的重要影響。

心理因素會導致疾病，動物實驗也提供了令人信服的證據：實驗者把兩隻同窩生的羊羔放在不同的地方，給牠們一樣的食物、水和陽光，然後在一隻羊羔旁拴了一頭狼。由於長期的驚恐，旁邊拴著狼的這隻羊羔很快就死了，另一隻則健康地長大。另一組關於新近喪偶女性患病的統計也說明問題：她們冠心病的發病率比另一組女性高出6倍。

心理的平衡療法

一個人的道德觀、價值觀和人生觀與心理養生有著緊密的關係，樂觀豁達、心身愉悅是抗衰老、保健康、青春永駐的法寶。

隨和謙遜、與人為善和樂觀豁達者，通常要比那些心胸狹窄、刻薄吝嗇和悶悶不樂者活得健康，活得長壽。甜蜜幸福的愛情有益於健康，並可使人精神煥發；寬宏大量的人極少生病，淡泊名利的人會健康，樂觀豁達的人能長壽。

第14章

內分泌平衡與健康

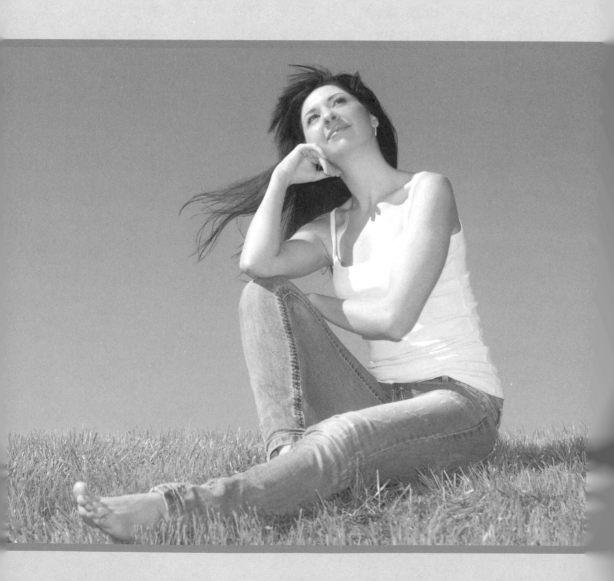

　　內分泌系統與我們的生活方式密切相關。如果您飲食不當，可能第2天面部就會有痘痘光臨。如果您狂歡至凌晨，您的頭痛和黑眼圈就會與您親切會面。

　　內分泌系統除其固有的內分泌腺（垂體、甲狀腺、甲狀旁腺、腎上腺、性腺和胰島）外，還包括分佈在心血管、胃腸、腎、脂肪組織、腦（尤其下丘腦）的內分泌組織和細胞。

　　內分泌系統輔助神經系統將體液性資訊物質傳遞到全身各個靶細胞，發揮其對細胞的生物作用。內分泌系統所分泌的激素，可通過血液傳遞，也可通過細胞外液局部或鄰近傳遞，甚至所分泌的物質直接作用於自身細胞，更有細胞內化學物質直接作用在自身細胞身上。

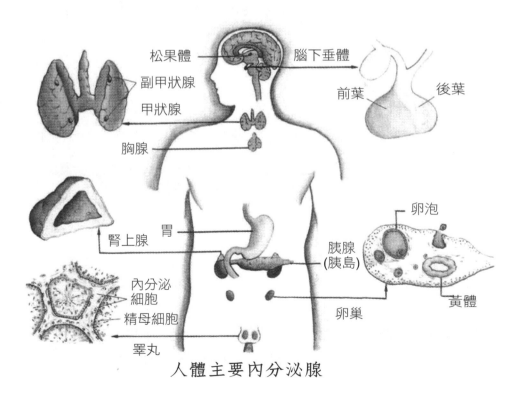

人體主要內分泌腺

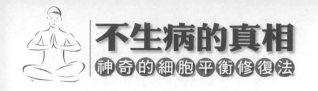

內分泌功能不平衡的危害

1.引起婦科病：乳房腫塊、子宮肌瘤、卵巢囊腫等，機制為內分泌功能失調，代謝廢物淤積體內，不能及時有效地被排除而形成。

2.引起糖尿病：如果體內拮抗胰島素的激素如腎上腺皮質激素、兒茶酚胺等分泌長期增多造成的內分泌系統紊亂，也會引起胰島素分泌不足或體內胰島素逐漸失活，形成高血糖，導致糖尿病。

3.引起肥胖症：內分泌功能失調時，體重調節中樞的調節機制降低，導致飲食和能量代謝異常，形成了肥胖症。

4.引起骨質疏鬆症：內分泌功能失調時，導致成骨過程中1,25-二羥維生素D_3失活，從而影響成骨細胞的生殖和分化，導致骨質疏鬆症產生。

內分泌功能的平衡療法

如何調理內分泌系統，使其保持發揮正常生理作用，從而健康生活呢？主要通過兩個方面。

首先，對那些已經知道病因的，可以做針對性的治療。如地方性甲狀腺腫，主要原因是飲食中缺碘，補充碘後就能使地方性甲狀腺腫的發病率大大降低。席漢綜合症大多是由於產後大出血引起的，做好了婦嬰保健工作，減少難產引起的大出血，就能有效地防止席漢綜合症。事實證明，在醫療條件好的城市中席漢綜合症已很少發生。一部分腎上腺皮質功能減退是由於腎上腺結核引起的，預防了結核病就能防止腎上腺被破壞。預防了血吸蟲病，就可使血吸蟲病引起的侏儒症大為減少。一部分甲亢患者發病前有長期精神創傷，強烈的精神刺

激，如緊張、驚恐、憂慮、悲憤等，因此，心情舒暢、生活幸福、家庭和睦、社會安定，能防止一部分甲亢的發生。

另外，調節內分泌可通過改變飲食、運動和生活方式來獲得。良好的飲食習慣，包括多喝水，補充身體所需的水分，多吃新鮮蔬果、高蛋白類的食物，營養多元化等，對調節內分泌非常重要。還要多參加各種運動鍛煉，加強體質；同時，不要經常熬夜，以免破壞正常的生理規律，作息有度，起居有節，保持允足的睡眠，對內分泌平衡至關重要。

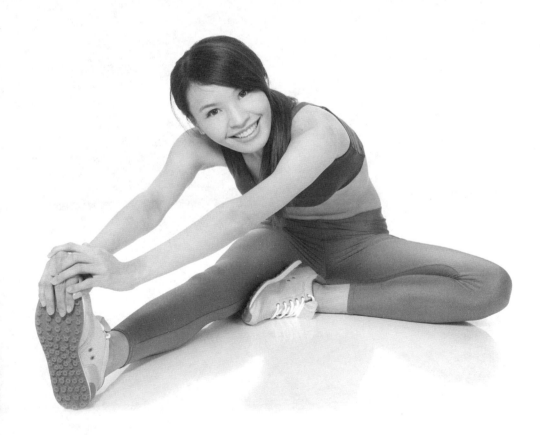

第15章

免疫平衡與健康

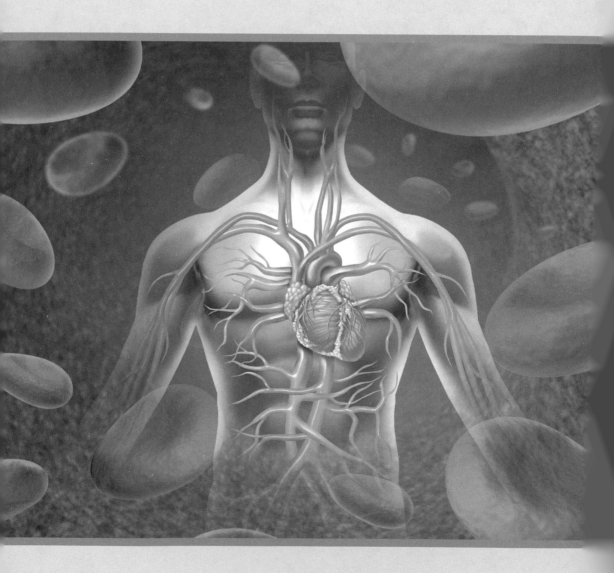

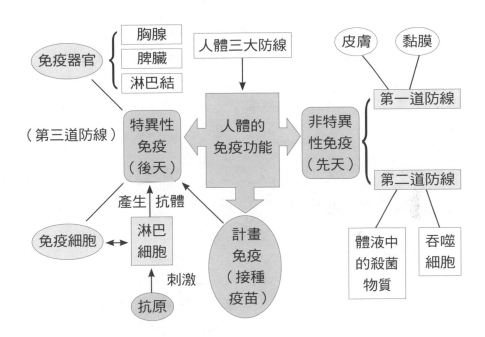

　　免疫力對身體抗病的重要性已家喻戶曉，遍佈市場的各種保健品，無一不標出「本品能提高免疫力」的詞句，以表示該保健品的上乘品質而吸引消費者購買。免疫是什麼？是不是誰都需要增強免疫力呢？如何調節免疫力？

　　人類與病原體鬥爭，有一套是從遺傳而來的天然防禦組織和機能，包括機能抵抗和消滅入侵病原體的兩道防線。第一道防線主要指皮膚和黏膜；第二道防線是指吞噬細胞或巨噬細胞。第一道和第二道防線的免疫作用具有廣泛性，即這種抗擊病原體的能力不是專門針對某一種病原體，而是對許多種病原體都能有同樣的抵抗作用，所以是非特異性的，這種免疫作用就稱作非特異性免疫，非特異性免疫功能人人都有，而且可遺傳給後代，嬰兒出生時就有這種功能。人在抗擊

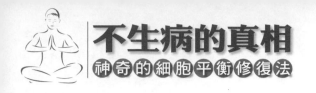

病原體的過程中，首先是這種非特異免疫發揮作用。

如果某些病原體突破了第一道和第二道防線，即進入人體並生長繁殖，引起感染。有的有症狀，就是患病；有的沒有症狀，稱作隱性感染。不論是哪一種情況，機體都經歷了一次與病原體鬥爭的過程，這種專門針對某一種病原體（抗原）的識別和殺滅作用，稱為特異性免疫。

關於免疫的重要概念

傳統的免疫概念

在19世紀末，人們注意到在烈性傳染病（即瘟疫，如天花、傷寒、白喉等）流行期間，那些染病後痊癒的人往往不會再次染同樣的病，因為在他們體內已產生了對這種傳染病的抵抗力，因而可以由他們來護理患者，最初免疫概念也由此而起，醫學家借用拉丁語immunise表示免疫（immunity），其原意為免除稅役，轉意為免除瘟疫，是指身體對傳染因數再次感染產生的抵抗力，抵抗力的強弱可以用免疫力來表達。

所謂傳染因數指的是細菌、病毒等病原微生物，這就使免疫與微生物學密切相關，使人們認為免疫僅僅指身體對感染的防禦功能，而且免疫對身體都是有利的。

現代的免疫概念

20世紀中期以後，隨著研究的深入，人們發現與傳染病無關的過敏反應、器官移植排斥、腫瘤的發生發展、不育、衰老等，實際上都與免疫有關。免疫學的發展逐漸突破了抗感染研究的局限。

事實上，機體不僅是對微生物，而是對各種抗原都能夠進行識

別和排斥，以維持正常的生命內環境。所以，免疫是機體識別和排斥抗原性異物的一種生理功能。所以現代的免疫概念應該是指身體識別「自身」和「異己」的活動，就是一種區分「敵」「我」的活動，「異己」（敵）可以是侵入體內的微生物、輸血不慎而進入的血型不符的他人血液、移植體內的器官、不同於機體正常成分的腫瘤細胞等，這種會刺激機體產生免疫應答的所有「異物」，統稱為「抗原」。機體的免疫機能，首先是區分自身和異己成分，然後通過免疫過程，最終表現為對異己成分（抗原）的排斥，這種排斥所造成的後果，許多是對機體有利的，如抵抗感染等，但有些則對機體有害，如發生過敏反應，自身免疫病等。

免疫學（Immunology）是研究機體自我識別和對抗抗原性異物排斥反應的一門科學。根據傳統的免疫概念和現代的免疫概念，發展為傳統免疫學和現代免疫學。現代免疫學認為：人體記憶體在一個負責免疫功能的完整免疫系統，與神經和內分泌等其他系統一樣，這個系統有著自身的運行機制，並可與其他系統相互配合、相互制約，共同維持機體在生命過程中總的生理平衡，具體表現為免疫防禦、免疫穩定、免疫監視等三種生理功能。

1.免疫防禦：當人體受到病原微生物侵襲時，體內的白血球就會對此種外來致病物質加以識別，並產生一種特殊的抵抗力，從而更有效地清除微生物，維護人體健康。

2.免疫穩定：及時清除人體內組織和細胞的正常碎片和代謝物，防止其積存體內，誤作外來異物，產生自身抗體，導致如紅斑性狼瘡等自身免疫性疾病。

3.免疫監視：在正常人體內常會出現少量的「突變」細胞，它們可被免疫系統及時識別出來，加以清除，因為若任其發展和繁殖下

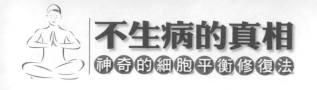
去，即可成為腫瘤。

當人體受到病原微生物侵襲時，體內的白血球就會對此種外來致病物質加以識別，並產生一種特殊的抵抗力，從而更有效地清除微生物，維護人體的健康。產生的這種抵抗力，通常稱為免疫力。免疫力的表達有很多種，主要要通過兩支奇特的「部隊」，T細胞引起細胞免疫，B細胞引起體液免疫。

免疫不平衡的危害

人體免疫力過低、過高都對人體不利，只有維持適度免疫力對人體最為有利。

一般人都知道，免疫力低下易患各種疾病，尤其是嬰幼兒，因其免疫系統發育尚未完善，對各種病原微生物抵抗力低，所以易患呼吸道、消化道等各種感染性疾病。老年人由於免疫系統逐漸衰退、免疫功能下降，易患各種疾病，且患病後恢復緩慢。正常成年人的免疫功能代表人體正常免疫功能，具有適度免疫力且處在免疫穩定的動態平衡中。對外來的細菌、病毒等病原微生物，量少時可消滅，防止感染，量大時，感染後亦易於恢復；對體內的衰老死亡細胞及其他有害

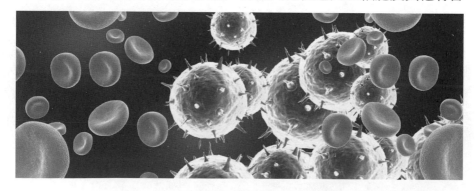

或無用之物，能予以清除，以免自身免疫病發生；對體內的少量突變細胞能大量增殖。

但有不少人卻因免疫調節失衡而免疫反應過強，對身體危害極大，例如個別青壯年患了肝炎後，由於其免疫反應過強，殺死大量肝細胞中的肝炎病毒，在病毒被殺死的同時，大量肝細胞亦因此遭殃，造成猛暴性肝炎及急性肝壞死，後果嚴重。

免疫平衡的重要因素

1.遺傳與免疫平衡

一個人免疫力的強弱以及是否容易發生某些疾病，與遺傳有著一定關係，也就是說，免疫力的強弱是有遺傳性的。子女和父母之間有許多相似的地方，如體型、膚色、五官，甚至性情脾氣等，均可見到上下代間的相似之處，這就是遺傳。遺傳物質是基因，存在於每個細胞中，基因結構複雜，是小片段的去氧核糖核酸。

人的基因有千千萬萬，排列在細胞核的染色體上，構成一個人的遺傳藍圖，控制一個人的遺傳性狀。人的染色體有46條，配成23對，一半來自父親精子，另一半來自母親卵子。在第6對染色體上排列著一些基因與免疫系統的功能有關，也有一些基因與抗病能力有關，許多免疫缺陷病或免疫低下者可由遺傳決定。比如，結核病、風濕熱、B型肝炎的易感性及是否容易發展為慢性活動性肝炎、某些腫瘤的發生等常有家族史，表示與遺傳有關係。遺傳是先天的，如果後天注意膳食平衡、運動平衡、醫療衛生狀況優良等等自然環境及社會條件，都能增強或改善免疫力因為遺傳而帶來的缺陷。

2.神經、情緒與免疫平衡

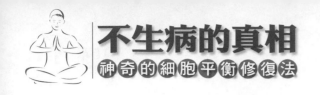

　　免疫器官和免疫細胞的功能受到中樞神經和大腦皮層的調節，現在科學家統一的認識是通過心理─神經─內分泌─免疫的複雜網路而產生作用。這不僅因為像胸腺、脾臟、淋巴結等免疫器官有著豐富的神經纖維，還可通過一些相關聯的因素而表現出免疫功能的異常。

　　已有大量的研究資料表明，情緒紊亂，如孤獨、焦慮、恐懼等不良心理反應的刺激，均會造成機體免疫功能的低下。個性顯得激動者，比其他人容易患類風濕性關節炎；精神分裂症患者常伴有免疫調節機能紊亂；癌症的發生與精神因素有密切關係，這是因為在正常情況下，當癌細胞剛出現時，免疫活性細胞，如自然殺傷細胞和巨噬細胞等，就會把癌細胞作為異物而將其消滅，這稱為「免疫監視」作用。但當心情壓抑或情緒緊張，身心健康長期受到摧殘時，由於免疫功能低下，於是癌細胞就可「逃逸」而逃避上述「監視」作用，於是就「逍遙法外」，「選擇」適當的部位而迅速增殖，如發展到一定程度，免疫系統就對之無能為力了。

　　1992年出席德國醫學協會會議的專家一致認為精神抑鬱容易導致癌症。有資料表明，80%～90%以上的癌症患者精神上都經過壓抑的歷史，或較長時間遭受精神上打擊。現代醫學實踐進一步證明，那些知足常樂、豁達、開朗的人們，他們抵抗力強，就能積極預防某些疾病（包括癌症）的發生。

3.微量元素與免疫平衡

　　科學家對鐵、銅、鋅等微量元素的研究發現，如果人體缺乏這些元素，就會引起體液性、細胞性的特異免疫反應和非特異免疫功能不全，導致機體感染和腫瘤的發生率升高。比如，鐵、銅缺乏患者，單核細胞數和T細胞數明顯減少；人患鋅缺乏症時，血中胸腺活性、IL-2活性以及T細胞的亞群比例，T殺傷細胞的活性都會降低。另外，汞、

鎘、金和鈹等重金屬元素如超標而污染環境或由使用的藥物中含有上述元素而積累，都會引起某些自身免疫病。因此，合理補充重要微量元素，以及有效地保護環境，減少重金屬的污染，成為防止免疫性疾病的一條新途徑。

4.疫苗與免疫平衡

疫苗是以提高人體免疫力來達到預防疾病的一種生物製品，它基本上是由細菌或病毒及其所含成分製成。現在應用的疫苗有三種類型。

第一種是減毒活疫苗。接種後能感染人體而產生免疫力，從而達到預防效果。

第二種是滅活的死疫苗。這類疫苗已將病毒殺死，安全性很好，但由於推動人體感染能力，產生的免疫效果比減毒活疫苗要差，而且要多次強化免疫。

第三種是新型疫苗，包括基因工程疫苗。它是以現代基因工程的手段，表達出病毒的一段無毒性序列製成，如B肝疫苗。這種疫苗安全性高，預防效果與滅活疫苗相似，但要多次強化才行。基因疫苗不僅可用於病毒感染，還可用於防治腫瘤，其主要優點為可誘導很有效的專一性T殺傷性細胞，後者可殺死腫瘤細胞。

預防接種是指利用人工製備的疫苗、類毒素等免疫製劑，通過適宜的途徑接種於人體，使個體和群體產生對某種傳染病的免疫力。

有計劃地進行預防接種，稱為計畫免疫，是根據傳染病的疫情監測和人群免疫水準分析，按照科學的免疫程式，有計劃地用疫苗及類毒素對易感人群（主要指嬰幼兒和兒童）進行預防接種，以提高人群免疫水準，達到預防、控制、甚至最終消除相應傳染病的目的。預防接種是計畫免疫工作的一個組成部分。計畫免疫和預防接種，對提升

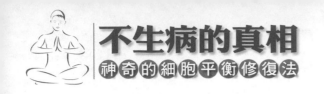

人類健康免疫力，提高人口素質等方面具有重大意義。

5.衰老與免疫平衡

　　衰老是人體發展的自然規律，它的形成機制十分複雜。從免疫學的角度來看，人們早就發現細胞免疫功能是隨年齡的老化而降低，例如人到60歲左右，在血中已檢測不到胸腺素的活性、T細胞生長因數即白血球介素2（IL-2）減少、IL-2受表體表達的降低等，導致免疫系統對外來抗原反應能力的減退和免疫監視的失調，表現為退行性質漸行性病理性衰老，即老年人易被病原菌所感染，並罹患自身免疫病和腫瘤。抗衰老研究很重要的工作就是來提高老年人的免疫力。

6.中醫中藥與免疫平衡

　　中醫學不但對增強機體免疫能力有行之有效的理論和方法，且對西醫尚無有效治療辦法的免疫性疾病，也積累了豐富的經驗。用現代免疫學理論和技術，研究中草藥對增強與調節機體免疫功能的作用，這對闡明有關中醫理論的物質基礎，指導中西醫結合，防治常見病、多發病，特別對攻克惡性腫瘤有著十分重要的意義。目前已有較多實驗研究和臨床應用報導的免疫類中藥。

　　免疫增強類中藥：近年來研究極為活躍的是植物多糖類，如香菇多糖、豬苓多糖、黃芪多糖、人參多糖、刺五加多糖等，研究證明這些多糖成分對機體免疫反應有較強的促進作用。相關的中藥寶庫：人參、黨參、五味子、靈芝、黃芪、沙參、玉竹、麥冬、何首烏、地黃、女貞子、枸杞、茯苓等。

　　免疫抑制類中藥：中藥方面如活血化瘀、清熱解毒藥物，多有抑制免疫反應的作用。近年來研究比較活躍的是抗過敏的中藥，如甘草、大棗、當歸、桃仁等，研究證明它們能抑制抗體產生，有抗過敏和延長移植臟器生存期的作用。

第16章 抗氧化平衡與健康

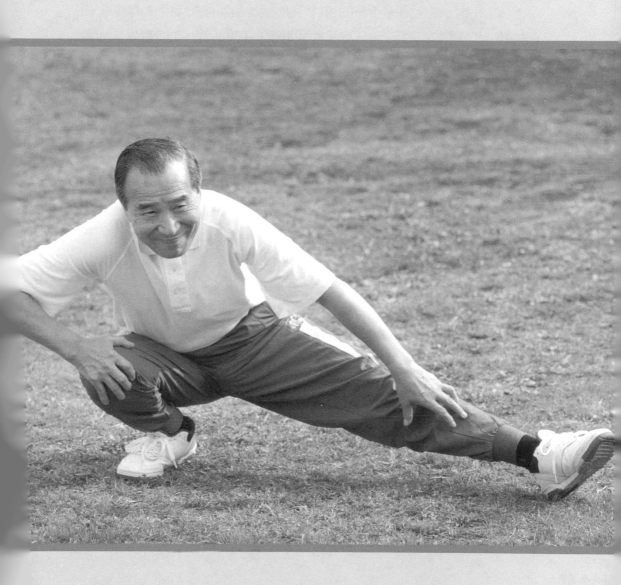

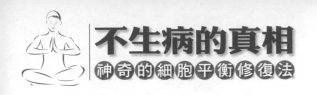

　　蘋果破皮後為什麼會變質？生鍋用水洗後為什麼很快生鏽？肉食為什麼會腐爛發臭？所有這些都是因為氧化張力產生的自由基引起的。

　　自由基不僅會傷害所有的植物，亦會傷害所有動物的免疫系統。隨著現代科學的不斷發展，生物學和醫學的研究與實踐已積累了大量資料證明：體內過多的自由基引起的氧化應激是涉及人類多種疾病的發生、發展且與人體「老化病」，如關節炎、糖尿病、癡呆症和癌症等疾病的一個重要因素。

關於抗氧化的重要概念

　　在我們這個由原子組成的世界中，有一個特別的法則，就是只要有兩個以上的原子組合在一起，它的週邊電子就一定要配對，如果不配對，它們就要去尋找另一個電子，使自己變成穩定的元素。當一個穩定的原子的原有結構被外力打破，而導致這個原子缺少了一個電子時，自由基就產生了，科學家們把這種有著不成對的電子的原子或分子叫做自由基。自由基過量的來源主要為以下幾個方面：不良生活習慣，吸煙、酗酒及營養過剩，尤其是高脂飲食、疾病、過量運動、壓力過大和環境污染。

　　自由基會對人體組織和細胞結構造成損害，我們把這種損害稱為氧化應激。有一些氧化應激產生於人體的正常代謝過程，對防止外來的自由基對人體進行破壞有一定的積極作用，但當自由基過量，將會對人體發生一些有害的變化，這些變化在無聲無息中緩慢進行，而當這些微小的變化成年累月積累起來時，我們才發現它已帶給我們諸多問題，包括腫瘤、炎症、胸痛、衰老、注意力不集中等等。美國加州

大學鄧漢姆‧哈爾蒙博士指出：「很少有人能活到他們潛在的最大壽命。他們往往提早死於各種疾病，其中很大一部分是自由基引發的與老化有關的健康問題，如皺紋、心臟病和阿爾茲海默症，都與體內氧化應激過大有關。」

抗氧化不平衡對人體的危害

自由基是人體代謝過程中必然產生的一種氧化物，它具有高度的化學活性，是人體防禦系統中不可缺少的一部分，但它們因為失去了一個核外電子而變得非常活躍，它們總是試圖尋找另一個氧自由基，與之結合，並產生另一個新的自由基，而這個新的自由基又可以開始新的危害活動，一傳十，十傳百，滾雪球似地大肆破壞，在這個惡性循環的過程中，細胞內和細胞膜的質膜（卵磷脂和膜蛋白）及其他成分被過氧化破壞，同時細胞核內的DNA（去氧核糖核酸）等遺傳物質也被損害，易發生突變，從而誘發癌症、促進衰老及一系列退行性疾病，主要包括以下幾個方面：

1.**腫瘤**：自由基通過攻擊DNA，使其正常序列發生改變，導致基因突變，產生惡性腫瘤，一些致癌物的致癌方式就是通過學習這些物質在體內代謝時活化產生自由基，並攻擊DNA而致癌的。

2.**衰老**：自由基能促進脂褐素的產生，脂褐素在皮膚細胞中堆積形成老年斑，而在腦細胞中堆積，會引起記憶力減退和智力障礙，甚至出現老年癡呆症，同時自由基通過使細胞老化或死亡，造成臟器功能減退，從而出現一系列衰老的症狀，如運動遲緩、消化力變弱等。

3.**心腦血管病**：自由基過多會導致心腦血管疾病，自由基可以使低密度脂蛋白（LDL）氧化，引起血小板密集，血栓形成，同時自由

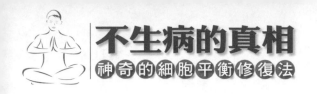

基直接攻擊血管壁，造成血管內膜的內皮細胞損傷。

4.慢性病：自由基還作用於免疫系統，引起淋巴結損害，造成免疫力下降，同時自由基還會導致自身免疫性疾病，現已發現與自由基過量有關的疾病包括：胃炎、消化道潰瘍、糖尿病、支氣管哮喘、肺氣腫、原發性腎小球腎炎、帕金森氏症、老年癡呆、冠心病、腦血栓等。

抗氧化的平衡療法

德國杜賽爾道夫醫學院生理化學系主席赫爾默特博士說：「我們被氧化得越多，就越容易衰老，打一個不十分恰當的比喻，人就像是一塊慢慢變壞的肉，有些變得快點，有些則慢些。」那麼問題便在這裡：為什麼有人快，有人卻能對這一氧化衰退過程抵擋一陣呢？為什麼有些人更易患病與衰老，有些人則反之，是什麼在阻止這一變化的進行呢？答案便是抗氧化劑。

赫爾默特博士是這一方面研究的先行者與權威。他認為，有兩種巨大的力量在體內共同作用，其一是前面提到的具有破壞性的氧化劑，另一個便是具有保護性的健康衛士──抗氧化劑。

廣義地講，抗氧化劑是指自由基及活性氧的清除劑、阻斷劑及修復劑等物質的總稱。抗氧化劑的作用機理包括鼇合金屬離子、清除自由基、淬滅單線態氧、清除氧、抑制氧化酶活性等；抗氧化劑可對抗與阻斷因自由基對細胞造成的損害，並及時修復受損細胞，復原因自由基造成的對細胞的傷害。

當人體內儲存的抗氧化劑被耗盡的時候，自由基能夠引起對細胞膜的過氧化傷害，釋放出導致炎症的介質。這些介質能夠抑制免疫系

統，誘發各種病症，包括各種類型的癌症、白內障、心腦血管疾病、早衰、糖尿病、高脂血症等。人的衰老與發病過程，就是人的功能細胞受到氧化損傷的過程。因此，人需要不斷補充抗氧化劑清除自由基，才能保持健康與活力。

常見的抗氧化劑包括我們熟知的維生素C、維生素E、β-胡蘿蔔素、微量元素和我們尚不太熟悉的槲皮桐、番茄紅素、脂色素、谷胱甘肽等等。食物尤其是植物（水果、蔬菜等），含有各種各樣豐富的抗氧化劑，人們每日攝入食物時，即外源性地滿足了體內對抗氧化劑的需要，它們進到人體的組織和體液中，在那裡發揮強大的抗氧化作用，對氧自由基等造成的損害進行預防和可能的彌補，並最大限度地延長人類的健康壽命。

越來越多的事實使科學家們和普通老百姓認識到了抗氧化劑的重要性。在一項突破性的研究中，美國塔夫茨波士頓大學的科學家們發明了一種分析每種食物總的「抗氧化容量」（ORAC）的方法，這項研究發現，不僅維生素C、維生素E等營養素的補充可大大提高人體的抗氧化能力，而且許多水果和蔬菜，特別是深色的水果和蔬菜，也有很高的抗氧化功效，並且發現，吃完整的原汁比吃從中提取出的抗氧化有效成分效果更佳。

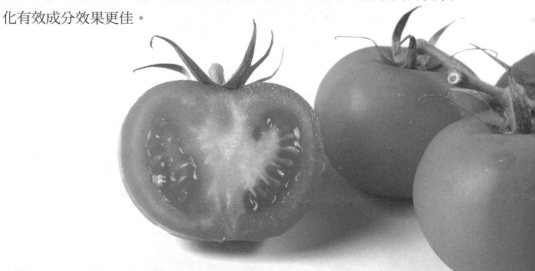

第 17 章　基因平衡與健康

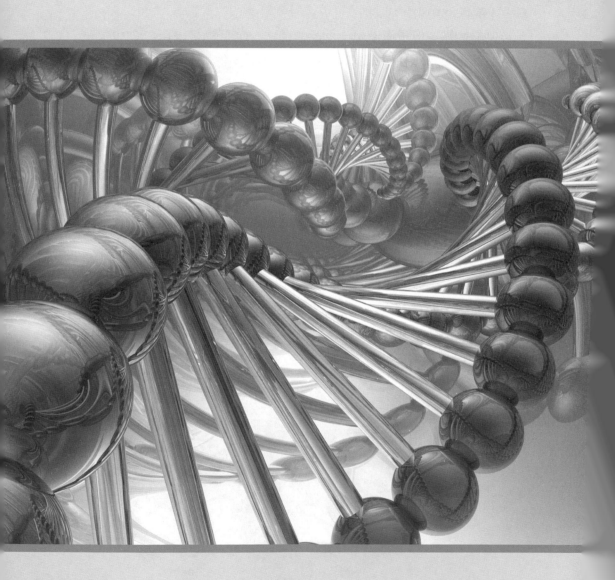

現在大家都知道，基因是有遺傳效應的DNA片斷，是控制生物性狀的基本遺傳單位。然而，人們對基因的認識經歷了一個不平凡的過程。

19世紀60年代，遺傳學家孟德爾就提出了生物的性狀是由遺傳因數控制的觀點，但這僅僅是一種邏輯推理的產物。

20世紀初期，遺傳學家通過果蠅的遺傳實驗，認識到基因存在於染色體上，並且在染色體上是呈線性排列，從而得出了染色體是基因載體的結論。

20世紀50年代以後，隨著分子遺傳學的發展，尤其是沃森和克里克提出雙螺旋結構以後，人們才真正認識了基因的本質，即基因是具有遺傳效應的DNA片斷。研究結果還表明，每條染色體只含有1～2個DNA分子，每個DNA分子上有多個基因，每個基因含有成百上千個去氧核苷酸。由於不同基因的去氧核苷酸的排列順序（鹼基序列）不同，因此，不同的基因就含有不同的遺傳信息。

1994年中科院曾邦哲教授提出系統遺傳學概念與原理，探討貓之為貓、虎之為虎的基因邏輯與語言，提出基因之間相互關係與基因組邏輯結構及其程式化表達的發生研究。基因有兩個特點，一是能忠實地複製自己，以保持生物的基本特徵；二是基因能「突變」，突變絕大多數會導致疾病，另外的一小部分是非致病突變。

基因不平衡的健康危害

現代醫學研究證明，除外傷外，幾乎所有的疾病都和基因有關係，也就是說，絕大部分疾病，都可以在基因中發現病因。基因通過其對蛋白質合成的指導，決定我們吸收食物、從身體中排除毒物和應

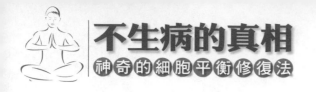

對感染的效率。像血液分不同血型一樣，人體中正常基因也分為不同的基因型，即基因多態型。不同的基因型對環境因素的敏感性不同，敏感基因型在環境因素的作用下可引起疾病，另外，異常基因可以直接引起疾病，這種情況下發生的疾病為遺傳病。可以說，引發疾病的根本原因有三種：

1.**遺傳基因缺陷**：與遺傳有關的疾病有四千多種，通過基因由父親或母親遺傳獲得。

2.**正常基因與環境之間的相互作用**：例如心臟病、糖尿病、多種癌症等，是多種基因和多種環境因素相互作用的結果。

3.**基因後天突變**：基因是人類遺傳信息的化學載體，決定我們與前輩的相似和不相似之處。在基因「工作」正常的時候，我們的身體能夠發育正常，功能正常；基因會發生變化，有些變化會引起蛋白質數量或品質的改變，這種改變叫做基因突變。基因突變，或者基因中一個非常小的片斷不正常，即可引起發育異常、疾病，甚至死亡。

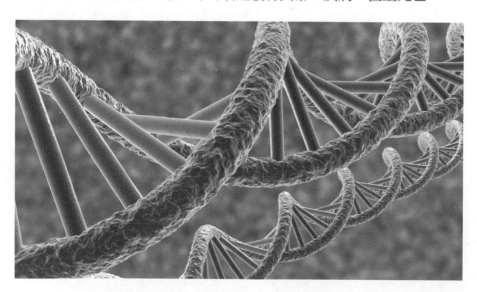

基因的平衡療法

　　如何規避因遺傳帶來的致病基因，或防止發生基因突變，是目前全世界研究基因科學工作者的目標。現在市面上流行的基因檢測，對實現人體的基因平衡有一定的證明作用。

　　一方面，瞭解自身是否有家族性疾病的遺傳致病基因。具有癌症或多基因遺傳病（如老年癡呆、高血壓等）家族史的人是最需要做基因體檢的對象，通過基因體檢這些高危險群，可以知道自己是不是帶有疾病基因，以便及早發現和及早預防，並做好飲食保健與生活習慣的調整，來避免疾病發生的可能。

　　另外，正確選擇藥物，可避免不必要的藥物浪費和藥物不良反應。由於個體遺傳基因上的差異，不同的人對外來物質（如藥物）會產生的反映也會有所不同，因此部分患者使用正常劑量的藥物時，可能會出現藥物過敏、紅腫發疹的現象，或者是在服用相同藥物時，有人覺得神效，有人不僅無效還有副作用。基因體檢通過對藥物反應相關基因的測定，幫助瞭解基因體質，協助預測可能的藥物反應。

　　很重要的是，基因檢測為健康管理提供了比較客觀的依據，現下很多不良的環境因數，如空氣、水質及農藥污染，加上不良生活習慣，像抽煙、飲酒等，都易使體內的基因受到破壞而產生疾病。長期暴露在這些高度污染的環境中，或有不良生活習慣，及目前身體健康的民眾，都可通過基因體檢瞭解個人在不同疾病上的發生傾向，進行全面的生活調整或干預，以期達到降低風險延緩疾病發生的目的。

　　然而，從目前的醫學診療以及基因研究成果來看，人類還沒有找到完全規避致病基因的遺傳或防止基因發生突變的良好方法。

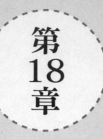

第18章

睡眠平衡與健康

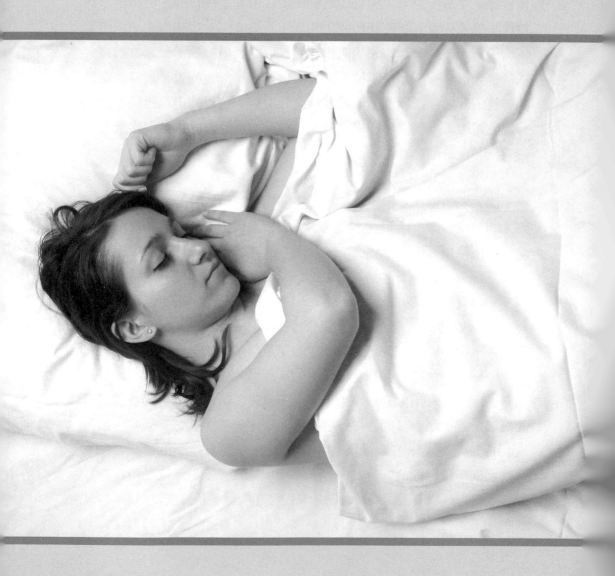

人為什麼會睡眠？

人體內有一種叫做「尿核苷」的物質，當它在腦的腦幹視丘下部積累到一定程度時，人便有了睡眠的要求。睡眠往往是一種無意識的愉快狀態。與覺醒狀態相比較，睡眠時人與周圍的接觸停止，自覺意識消失。處在睡眠狀態的人肌肉放鬆，神經反射減弱，體溫下降，心跳減慢，血壓輕度下降，新陳代謝的速度減慢，胃腸道的蠕動也明顯減弱。睡眠是一種主動過程，並有專門的中樞管理睡眠與覺醒，睡時人腦只是換了一個工作方式，使能量得到貯存，有利於精神和體力的恢復；而適當的睡眠是最好的休息，是維護健康的基礎，也是取得充沛體力的保證。

健康睡眠的標誌

入睡時間不超過半個小時。有夢沒有夢都可以，但是不能有噩夢。無論睡眠時間多長，睡醒後要覺得解乏、精力充沛。

睡眠的分期

在睡眠過程中，根據腦電圖的不同特徵，將睡眠分為兩種狀態：非眼球快速運動睡眠和眼球快速運動睡眠，形成一個睡眠週期。

首先，從上床就寢到開始入睡之間的時間，我們稱之為入睡潛伏期，成年人一般為20～23分鐘。然後進入非眼球快速運動睡眠第一期、第二期、第三期和第四期，持續約數分鐘至1.5小時，然後再進入眼球快速運動睡眠，這個階段是做夢時期，做夢持續的時間就長一

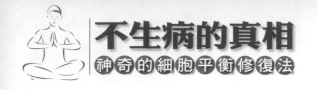

些，不做夢就短一些，一般5分鐘或者15分鐘，這就是一個睡眠週期。然後又進入非快速眼球運動睡眠的一、二、三、四期。夜晚就在一個又一個循環中度過，我們也就進入一個又一個的夢境。人的睡眠，一夜中大約有4～6個睡眠週期出現，互相連接，周而復始。60歲以後的人群基本上沒有非快速眼球運動睡眠的第四期，夜間醒轉的次數也會增加。

一般而言，健康的睡眠主要是第一個和第二個睡眠週期，也就是我們熟知的「深睡眠」。「深睡眠」是人體睡得最熟、最香的階段，在這個階段熟睡的人聽不到外面的任何吵鬧，一覺醒來，神清氣爽。在深睡眠階段，體內的激素在大量分泌，免疫細胞、各種受損細胞（尤其是腦細胞）在進行修復，疲勞在恢復，能量在儲存，消化系統在忙於吸收營養物質，廢物在大量排泄。

「深睡眠」是孩子身體長高、智力開發，年輕人精力充沛，中年人身體強健，老年人健康長壽的保證。

良好睡眠對健康的幫助

美國佛羅里達大學的免疫學家貝里·達比教授對睡眠與人體免疫力的關係進行了一系列研究。結果表明，對存在睡眠障礙者施行催眠干預後，受試者血液中T淋巴細胞和B淋巴細胞水平均有明顯升高。同時，接受治療後的受試人員，在日常生活壓力面前可表現出更強的自信、自尊和獨立能力。試驗結論為：充足的睡眠除可消除疲勞外，還與提高機體免疫力、增強抵抗疾病的能力密切相關。

現代醫學研究證明，人的精神狀態與皮膚健美密切相關。皮膚的色澤，取決於表皮細胞內黑色素的含量、位置以及皮膚血管收縮擴張

的程度，這些因素都受制於神經體液內分泌系統的調節，而睡眠對此起著主導作用。

睡眠能使人充滿青春活力，消除疲勞，振作精神，容光煥發，同時還是療養、康復、養顏、保健的基本途徑。只有充足和高品質的睡眠，才有助於消除疲勞、促進健康、護養皮膚，讓女性展示充滿青春活力的美好容顏。

深睡眠期會讓一種促進生長發育的激素分泌和釋放達到高峰，這種激素就是大家熟悉的腦垂體分泌的生長激素，具有促進骨骼生長和身體發育的作用，兒童在睡眠中長個兒的原因即在於此。生長激素另外還能使身體各組織的蛋白質合成增強，促進脂肪分解，故有助於肌肉生長，體重增加，提高智力；對成年人有助於體力恢復，並維持成年人的代謝處於「年輕」狀態，睡眠充足的人臉色紅潤，少見皺紋，長期睡不好的人臉色蒼白，面容憔悴，眼瞼鬆弛，與同年齡的人相比顯見蒼老，俗話說：「每天睡得好，八十不見老」，可見睡眠具有抗衰老的作用。

不良睡眠對健康的損害

美國的一項最新研究發現，睡得太多或太少都會增加發生糖尿病和心臟病的危險。在一份對1869名美國人的生活方式調查報告中顯示，由於輪班或不規律的生活，導致睡眠不足的美國人增加發生乳腺癌的危險。在美國加州對1000名健康志願者進行的一項人為縮短睡眠的試驗表明，減少睡眠會引起代謝紊亂和糖尿病。因此，不良的睡眠對健康損害很大。

睡眠時間縮短會使糖耐量減退，尿糖升高，原理是睡眠不足使

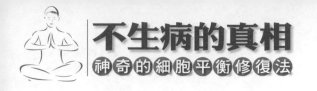
中樞神經系統變得活躍，抑制了胰腺功能，使胰島素分泌量下降。所以，不良睡眠會增加糖尿病患病機率，同時也說明糖尿病患者應該保證充足的睡眠。

睡眠不足還會對內分泌功能產生有害影響。這是因為睡眠時，神經系統、循環系統、內分泌系統、消化系統、肌肉的各種神經反射活動較白天時均有明顯改變。例如：腎上腺皮質激素在睡眠時幾乎不分泌，而白天分泌加強，呈「晝高夜低」態勢；而生長激素、催乳激素等睡眠時分泌增多，白天則幾乎不分泌，呈「晝低夜高」態勢。如果睡眠不足，則「晝低夜高」態勢的激素分泌就會被打亂，導致內分泌紊亂，影響正常的生理功能。

美國芝加哥大學發表在《Lancet》雜誌上的一項睡眠研究結果表明，正常情況下，皮質類固醇的分泌量在夜晚會逐漸下降，與褪黑激素相配合，使人能很快進入夢境。皮質類固醇的量會隨著天亮慢慢上升，在天快亮時達到最高峰。有了充足的睡眠可使皮質類固醇保持自然的循環，使人精神煥發。但如果連續一周睡眠不足，皮質類固醇在清晨不能上升到高峰，便會使人表現出精神萎靡不振。

如何科學睡眠？

首先，要遵照生物時鐘的運行規律，不要隨意打亂它，如什麼時間睡覺，什麼時間起床，都應有固定的習慣，不要輕易改變。一般來說，睡眠最理想的時間是晚上9點至凌晨2點，這是因為人的睡眠大約每兩小時為一個睡眠週期，第一睡眠週期睡得最沉，第二個稍淺，第三、第四個睡眠週期愈淺，而前二個週期約四小時的睡眠量占總睡眠量的75%。

其次，要注意睡的姿勢與方向，睡眠最好取雙腿彎曲右側位，方向最好是使人體保持和地球磁場的磁力線平行，也就是南北向。

再次，要注意睡眠的環境，除了安靜，還要空氣流通。養成開窗睡眠的好習慣，使空氣流通，有利安眠，但開窗時要注意不要讓風直接吹身體，特別是頭部。可開側窗，並注意蓋好被子。

▌良好睡眠的生活方式

1.每天睡眠時間應在6～9小時，晚上10點鐘左右入睡為佳。

2.心理上要具備自我調控能力，生活、工作安排要張弛適度，不要讓自己陷於整日忙碌和緊張、煩惱的氣氛之中。

3.注意更換睡姿，雖然正常人以右側臥式為好，但單側睡式的長時間壓迫，可影響被壓一側面部皮膚的血液供應，增加面部皺紋，甚至出現面部兩側不對稱。

4.入睡前不要吃得過飽、抽煙、喝濃茶、咖啡、酒或看恐怖刺激的影視、小說等。

5.入睡前，切勿帶著塗抹的化妝品或未洗淨面部沾積的塵土就上床睡覺。

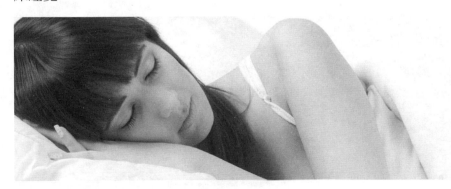

第19章 環境平衡與健康

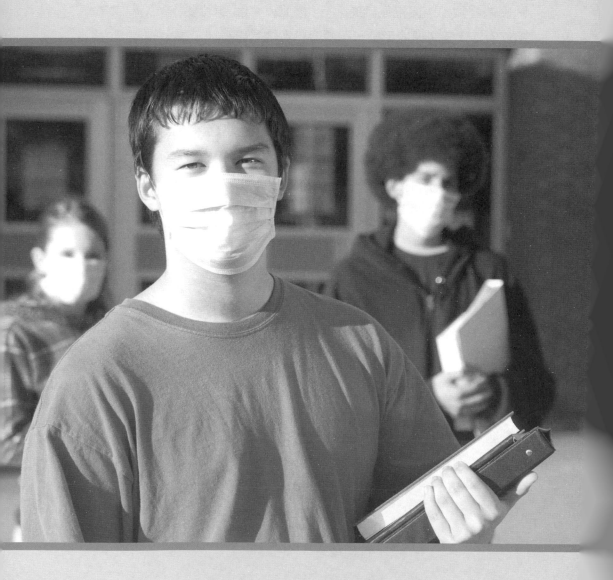

　　環境是人類生存的空間，不僅包括自然環境、日常生活、學習、工作環境，還包括現代生活用品的科學配置與使用。環境污染不僅影響到社會經濟的可持續發展，也突出地影響到人民群眾的安全健康和生活品質，如今已受到人們越來越多的關注。只有通過全人類的共同努力，有效控制環境污染，不斷改善環境品質，才能讓我們呼吸到清潔的空氣，喝上放心的水，吃上安心的食物，擁有安全的工作和生活環境。

環境不平衡的健康危害

1.水污染的健康危害

　　「水污染」指水體因某種物質的介入，而導致其化學、物理、生物或者放射性等方面特徵的改變，從而影響水的有效利用，危害人體健康或者破壞生態環境，造成水質惡化的現象。

　　水污染的來源主要包括工業污染源、農業污染源和生活污染源三大部分。目前，全世界每年約有4200多億立方公尺的污水排入江河湖海，污染了5.5萬億立方公尺的淡水，這相當於全球徑流總量的14%以上。

　　水污染對人體健康的危害主要表現在以下三個方面：

　　1.急性和慢性中毒：水體受化學有毒物質污染後，通過飲水和食物鏈便會造成中毒，如甲基汞中毒（水俁病）、鎘中毒（骨痛病）、砷中毒、鉻中毒、農藥中毒、多氯聯苯中毒等。

　　2.致癌：某些有致癌作用的化學物質，如砷、鉻、鎳、鈹、苯胺和其他多環芳烴等污染水體後，可在水中懸浮物、底泥和水生生物內蓄積。長期飲用這類水質或食用這類生物就可能誘發癌症。

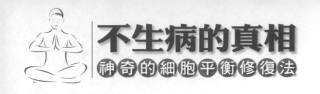
3.**傳染病**：生活污水及製革、屠宰、醫院等廢水污染水體，常可引起細菌性腸道傳染病和某些寄生蟲病，如傷寒、痢疾、霍亂、腸炎、傳染性肝炎和血吸蟲病等。

2.大氣污染對健康的危害

大氣污染對健康的影響，取決於大氣中有害物質的種類、性質、濃度和持續時間，也取決於人體的敏感性。大氣中有害物質主要通過以下三種途徑侵入人體：

● 通過呼吸直接進入人體，如CO、SO_2等。

● 附著於食物或溶於水，隨飲水進食而侵入人體，如農藥等。

● 通過皮膚接觸而進到人體，如脂溶性物質。

其中通過呼吸而侵入人體是主要的途徑，危害也最大。

1.**一氧化碳污染**：一氧化碳是煤、石油等含碳物質不完全燃燒的產物。一些自然災害如火山爆發、森林火災、礦坑爆炸和地震等災害事件，也能造成局部地區一氧化碳的濃度增高。吸煙也被認為是一氧化碳污染的來源之一。

隨空氣進入人體的一氧化碳，在經肺泡進入血液循環後，能與血液中的血紅蛋白（Hb）等結合。一氧化碳與血紅蛋白的親和力比氧與血紅蛋白的親和力大200～300倍，因此，當一氧化碳侵入機體後，便會很快與血紅蛋白合成碳氧血紅蛋白（COHb），阻礙氧與血紅蛋白結合成氧合血紅蛋白（HbO_2），造成缺氧形成一氧化碳中毒。當吸入濃度為0.5%的一氧化碳，只要20～30分鐘，中毒者就會出現脈弱，呼吸變慢，最後衰竭致死。這種急性一氧化碳中毒，常發生在停車間事故和家庭熱水器使用不慎。

2.**二氧化硫污染**：二氧化硫是一種常見的和重要的大氣污染物，是一種無色有刺激性的氣體。二氧化硫主要來源於含硫燃料（如煤和

石油）的燃燒；含硫礦石（特別是含硫較多的有色金屬礦石）的冶煉；化工、煉油和硫酸廠等的生產過程。人體的危害包括：刺激呼吸道；促癌作用；影響新陳代謝，抑制和破壞或啟動某些酶的活性，使糖和蛋白質的代謝發生紊亂，從而影響機體生長發育。

3.懸浮顆粒物污染：空氣中可自然沉降的顆粒物稱降塵，而懸浮在空氣中的粒徑小於100μm的顆粒物通稱總懸浮顆粒物（TSP），其中粒徑小於10μm的稱可吸入顆粒物（PM10）。可吸入顆粒物因粒小體輕，能在大氣中長期飄浮，飄浮範圍從幾公里到幾十公里，可在大氣中造成不斷蓄積，使污染程度逐漸加重。可吸入顆粒物成分很複雜，並具有較強的吸附能力，例如可吸附各種金屬粉塵和強致癌物苯並芘、吸附病原微生物等。

懸浮顆粒物污染的主要原因有兩方面：一是地面揚塵，二是燃煤排放的煙塵。懸浮顆粒物污染對人體的危害主要是導致慢性鼻咽炎、慢性氣管炎。滯留在細支氣管與肺泡的顆粒物也會與二氧化氮等產生聯合作用，損傷肺泡和黏膜，引起支氣管和肺部產生炎症。長期持續作用，還會誘發慢性阻塞性肺部疾患並出現繼發感染，最終導致肺心病死亡率增高。

4.汽車廢氣污染：汽車廢氣中含有一氧化碳、氧化氮以及對人體產生不良影響的其他一些固體顆粒，尤其是含鉛汽油，對人體的危害更大。鉛在廢氣中呈微粒狀態，隨風擴散，進入人體後，主要分佈於肝、腎、脾、膽、腦中，以肝、腎中的濃度最高。幾周後，鉛由以上組織轉移到骨骼，以不溶性磷酸鉛形式沉積下來。人體內90％～95％的鉛積存於骨骼中，只有少量鉛存在肝、脾等臟器中。骨中的鉛一般較穩定，當食物中缺鈣或有感染、外傷、飲酒、服用酸鹼類藥物而破壞了酸鹼平衡時，鉛便由骨中轉移到血液，引起鉛中毒的症狀。

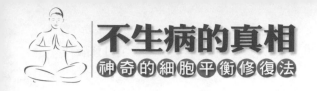
5.**氮氧化物污染**：一氧化氮、二氧化氮等氮氧化物是常見的大氣污染物質，能刺激呼吸器官，引起急性和慢性中毒，影響和危害人體健康。大氣中氮氧化物主要來自汽車廢氣以及煤和石油燃燒的廢氣。汽車排出的氮氧化物（NOX）有95%以上是一氧化氮，一氧化氮進入大氣後逐漸氧化成二氧化氮。二氧化氮是一種毒性很強的棕色氣體，有刺激性。當二氧化氮的量達到一定程度時，在遇上靜風、逆溫和強烈陽光等條件，便參與光化學煙霧的形成，引起疾病和死亡。

6.**光化學煙霧污染**：光化學煙霧是排入大氣的氮氧化物和碳氫化物受太陽紫外線作用產生的一種具有刺激性的淺藍色煙霧，它包含有臭氧（O_3）、醛類、硝酸酯類（PAN）等多種複雜化合物。這些化合物都是光化學反應生成的二次污染物，主要是光化學氧化劑。光化學煙霧對人體最突出的危害是刺激眼睛和上呼吸道黏膜，引起眼睛紅腫和喉炎；光化學煙霧對人體的另一些危害則與臭氧濃度有關。當大氣中臭氧的濃度達到200～1000$\mu g/m^3$時，會引起哮喘發作，導致上呼吸道疾患惡化，同時也刺激眼睛，使視覺敏感度和視力降低；濃度在400～1600$\mu g/m^3$時，只要接觸兩小時就會出現氣管刺激症狀，引起胸骨下疼痛和肺通透性降低，使機體缺氧；濃度再高，就會出現頭痛，並使肺部氣道變窄，出現肺氣腫。接觸時間過長，還會損害中樞神經，導致思維紊亂或引起肺水腫等。臭氧還會引起潛在性的全身影響，如誘發淋巴細胞染色體畸變、損害酶的活性和溶血反應，影響甲狀腺功能、使骨骼早期鈣化等。長期吸入氧化劑會影響體內細胞的新陳代謝，加速衰老。

3.室內空氣污染對健康的危害

室內空氣污染主要包括三個方面：

1.裝修的污染

根據規定，室內裝修必須檢測甲醛、苯、總揮發有機物（TVOC）、氨、氡等主要污染物。

●**甲醛**：主要來源包括以下幾個方面：1.裝修材料及新的組合傢俱；2.UF泡沫作房屋防熱、禦寒的絕緣材料；3.用甲醛做防腐劑的塗料、化纖地毯、化妝品等產品；4.室內吸煙。

甲醛的危害：甲醛是一種無色的強烈刺激性氣體，已被世界衛生組織確定為致癌和致畸形物質。甲醛釋放污染，會造成眼睛流淚，眼角膜、結膜充血發炎，皮膚過敏，鼻咽不適，咳嗽，急慢性支氣管炎等呼吸系統疾病，亦會造成噁心、嘔吐、腸胃功能紊亂，嚴重時還會引起持久性頭痛、肺炎、肺水腫、喪失食欲，甚至導致死亡。

長期接觸低劑量甲醛，會引起慢性呼吸道疾病、眼部疾病、女性月經不調和紊亂、妊娠綜合症、新生兒畸形、精神抑鬱症，另外，還會使新生兒體質下降，造成兒童心臟病。據美國醫學部門調查，甲醛釋放污染是造成3～5歲兒童哮喘病增加的主要原因。

甲醛的污染指標：甲醛限值在室內公眾場所最高允許濃度$0.12mg/m^3$；居室中為$0.08mg/m^3$。

甲醛污染的解決辦法：

第一種，甲醛超標一倍以下，開窗通風可基本達標。

第二種，超標三倍以下，可運用活性炭對污染源進行吸附。污染源一般是暖氣罩、抽屜、衣櫃、書櫃、床箱等人造板材使用量大的地方。放入活性炭後，傢俱一定要關嚴，釋放出來的甲醛等有害氣體就會被活性炭吸附，從而避免污染。也可在室內放個水族箱，甲醛等污染物質會溶於水，水族箱能有降低室內污染的作用。如果甲醛等污染物質的濃度過高，可購買室內空氣淨化器處理，處理的方法有化學分解、分子篩過濾、活性炭吸附、負離子催化等方法，也有的採取封閉

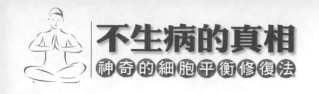

蠟對傢俱表面進行封閉，從而達到抑制有害氣體釋放的目的。

第三種，超標三倍以上，建議採用化學方法進行處理，包括光觸媒、空氣觸媒、甲醛清除劑等。

第四種，可擺放綠色植物，如吊蘭、綠蘿、鐵樹等，也有一定的淨化作用。

●苯：主要來源包括室內裝修用的塗料、木器漆、膠粘劑、有機溶劑等。

苯的危害：苯為無色具有特殊芳香味的氣體，已被世界衛生組織確定為強烈致癌物質。苯是近年來造成兒童白血病患者增多的一大誘因。調查資料表明，在城市兒童白血病患者中，90%的家庭一年內進行過室內裝修。

人在短時間內吸入高濃度苯時，會出現中樞神經系統麻醉作用，輕者出現頭暈、頭痛、噁心、嘔吐、胸悶、乏力等現象，重者還會導致昏迷甚至因呼吸、循環系統衰竭而死亡。如果長期接觸一定濃度的苯，會引起慢性中毒，出現頭痛、失眠、精神萎靡不振、記憶力減退等神經衰弱症狀。

苯的污染指標：民用建築工程濃度限量為0.09mg/m^3。

●氨：主要來源包括冬季施工過程中，在混凝土牆體中加入的混凝土防凍劑，及為了提高混凝土的凝固速度而使用的高鹼混凝土膨脹劑和早強劑。

氨的危害：氨是一種無色且具有強烈刺激性臭味的氣體，比空氣輕（比重為0.5）。氨是一種鹼性物質，它對所接觸的皮膚組織有腐蝕和刺激作用，可吸收皮膚組織中的水分，使組織蛋白變性，並使組織脂肪皂化，破壞細胞膜結構。濃度過高時除腐蝕作用外，還會通過三叉神經末梢的反向作用而引起心臟停搏和呼吸停止。氨通常以氣體

形式吸入人體進入肺泡內，氨被吸入肺後容易通過肺泡進入血液，與血紅蛋白結合，破壞運氧功能。氨的溶解度極高，所以主要對動物或人體的上呼吸道有刺激和腐蝕作用，減弱人體對疾病的抵抗力。少部分氨被二氧化碳所中和，餘下少量的氨被吸收至血液，可隨汗液、尿液或呼吸道排出體外。部分人長期接觸氨可能會出現皮膚色素沉積或手指潰瘍等症狀；短期內吸入大量氨氣後會出現流淚、咽痛、聲音嘶啞、咳嗽、痰帶血絲、胸悶、呼吸困難，還伴有頭暈、頭痛、噁心、嘔吐、乏力等症狀，嚴重者發生肺水腫、成人呼吸窘迫綜合症，同時可能發生呼吸道刺激症狀。所以鹼性物質對組織的損害比酸性物質深且嚴重。

氨的污染指標：室內濃度限量為$0.2mg/m^3$。

●**氡**：主要來源於無機建材和地下地質構造的斷裂。

氡的危害：氡是一種放射性的惰性氣體，無色無味。氡氣在水泥、砂石、磚塊中形成以後，一部分會釋放到空氣中，吸入人體後形成照射，破壞細胞結構分子。氡的 α 射線會致癌，WHO認定的19種致癌因素中，氡為其一，僅次於吸煙。

氡的污染指標：住宅等人們長時間停留的場所限量為$200Bq/m^3$，公共場所等人們短時間停留建築限量為 $400Bq/m^3$。

●**TVOC**：主要來源包括：1.建築材料中的人造板、泡沫隔熱材料、塑膠板材；2.室內裝飾材料中的油漆、塗料、黏合劑、壁紙、地毯；3.生活中常用的化妝品、香水、清香劑、洗滌劑等；4.辦公用品，主要是指油墨、影印機、打字機等；5.家用燃料及吸煙、人體排泄物及室外工業廢氣、汽車廢氣、光化學污染。

TVOC的危害：揮發性有機化合物（TVOC）多指沸點在50～250℃的化合物，按其化學結構的不同，可進一步分為：烷類、芳烴

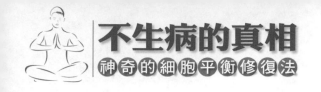

類、烯類、鹵烴類、醛類、酮類和其他類。非工業性的室內環境中，可以見到50～300種揮發性有機化合物，它們都以微量和衡量水準出現。TVOC會引起機體免疫水準失調，影響中樞神經系統功能，出現頭暈、頭痛、嗜睡、無力、胸悶等自覺症狀；還可能影響消化系統，出現食欲缺乏、噁心等，嚴重時會損傷肝臟和造血系統，出現神經毒性作用。

TVOC的污染指標：室內濃度限量為$0.5mg/m^3$。

TVOC的防治措施：

第一，主要從源頭抓起，杜絕非環保建材。

第二，常通風換氣，甚至加熱烘烤，使VOC釋放加快。

第三，使用YS負離子系列產品，快速消除VOC污染。

第四，裝修後最好經檢測確認VOC不超標後入住。

第五，擺放一些能吸收有害物質的花卉，例如吊蘭、蘆薈、虎尾蘭、常青藤和天門冬等；另外，在客廳或庭院可擺放月季、杜鵑、鬱金香、百合和猩猩木等，它們可吸收大量VOC，但它們不宜放在臥室內，否則有影響健康的疑慮。

2.炊事燃燒廢氣污染

無論使用天然氣、煤炭或柴草等作燃料，燃燒時均會產生一氧化碳、二氧化碳、二氧化硫、氮氧化物等有毒有害的氣體。人體通過呼吸系統將這些有害氣體吸入體內，會損害人的心、肺和腦等重要器官。而家庭用的燃氣熱水器燃燒時會產生大量的廢氣，污染了室內的空氣。因排氣不良而引起中毒事件人們已很清楚，而使用冷氣機不當，室內空氣不流通，有毒的物質也會不斷積聚，同樣會使室內空氣受到污染。

3.臥室有機物污染

床上有機物：我們床上的用品棉絮、被單等都是鴨毛、羊毛等有機物，這些地方相對溫暖潮濕，是蟎蟲和細菌滋生的地方，人的汗水、皮膚、毛髮、建築顆粒等又為它們提供了豐富的營養品，這些都是蟎蟲、細菌適宜生活的環境，蟎蟲到晚上會爬到人的身上吸血，還會傳播疾病，其排泄物還會引起人的過敏，而生活中對蟎蟲過敏的人真的不少。

地上有機物：我們不要忽略地板縫中也有許多有機物，因此也會產生許多有害細菌，如真菌、大腸桿菌、金黃色葡萄球菌等，這些細菌一旦散播到空氣中，人會感染，因而影響人們的生活與健康。

如何預防呢？一是按時打開門窗通風，最佳時間是上午9～11時，下午2～4時，因為太陽光能殺滅居室內空氣的致病細菌；二是外出或下班回家後，應及時換鞋及衣服，並洗手洗臉，防止將室外或工作場所空氣的粉塵、煙霧等有害物質帶回家中，破壞家居空氣。

4.其他

潛伏在居室內的污染還有煙味、油煙味、新傢俱油漆味等，而吸煙人士吐出的煙霧是室內污染的主要原因。

4.食品污染對健康的危害

食品污染通常可分為生物性污染、化學性污染及放射性污染三大類：

生物性污染：包括微生物、寄生蟲及蟲卵與昆蟲對食品的污染。

化學性污染：污染儀器的化學物質很多，常見的污染源有化肥、農藥，如有機磷、有機氯、含汞、砷的農藥氮肥等。

放射性污染：放射性物質進入食品的主要來源之一是放射性「三廢」的排放。

而食品污染對健康的危害主要有以下幾個方面：

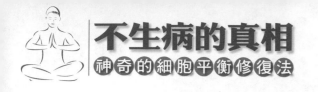

水產品：水藻、魚蝦、貝、蟹等被污染後，有害物質通過條條食物鏈的傳遞、聚集，最後到達食物鏈的最高營養級──人，從而引起人類中毒並導致各種疾病的發生，甚至禍害子孫後代。

農作物：有毒物質進入農作物（糧食、蔬菜、水果等體內），長期積累下來再被人體攝入，危害人類健康。

家禽：為了家禽畜長得快，出肉率高，給飼養的豬、家禽使用添加劑、抗生素與激素。抗生素一部分被殘留在動物體內，當人吃入這種動物的肉、奶、蛋時，也間接吃入了抗生素，造成對人體健康的危害；使用的各種激素，會嚴重地危害人類健康，會使兒童早熟。

環境的平衡療法

1.水污染防治的重大舉措

在全社會範圍內樹立保護水資源與自然協調發展的新理念，如：廣泛開展義務全民性保護水資源環境的教育，在企業貫徹低投入、高利用、無污染、零排放的循環經濟的新理念，在城市貫徹執行循環性節水型社會的新模式，充分實行城市污水再生利用的理念和政策。

在世界可持續發展的最低生態資源標準裡，森林覆蓋率必須在29％以上。開展全民性的植樹造林，保護森林、禁止亂砍濫伐行為，是全人類必須共同關注的議題。

節水產品及污水再利用系統的開發與利用，是建立循環性節水型社會行之有效的舉措。

2.大氣污染防治的重大舉措

- 全面規劃、合理佈局。
- 選擇有利污染物擴散的排放方式。

- 區域集中供暖、供熱。
- 改變燃料構成。
- 綠化造林。
- 大氣污染控制技術。

3.室內空氣污染的可行性舉措

- 物理（吸附）法（活性炭、HEPA）。
- 臭氧淨化法。
- 靜電除塵法。
- 負氧離子淨化法。
- 綠色植物。

4.食品污染的可行性舉措

- 控制食品污染：包括生物、化學、物理等污染。
- 控制食品工業技術發展所帶來的安全問題，包括食品添加劑、生產配劑、轉基因食品等。
- 控制濫用食品標誌：包括偽造生產日期、廠名廠址、虛假成分標誌等。

實用生活14

不生病的真相——神奇的細胞平衡修復法

金塊　文化

作　　　者：邱小益
發 行 人：王志強
總 編 輯：余素珠
美術編輯：JOHN平面設計工作室

出 版 社：金塊文化事業有限公司
地　　　址：新北市新莊區立信三街35巷2號12樓
電　　　話：02-2276-8940
傳　　　真：02-2276-3425
E－mail：nuggetsculture@yahoo.com.tw

匯款銀行：上海商業銀行 新莊分行（總行代號 011）
匯款帳號：25102000028053
戶　　　名：金塊文化事業有限公司

總 經 銷：商流文化事業有限公司
電　　　話：02-55799575
印　　　刷：群鋒印刷事業有限公司
初版一刷：2014年9月
定　　　價：新台幣250元

本書由湖北科學技術出版社授權出版，同意經由金塊文化事業有
限公司在臺灣地區出版發行中文繁體字版本。

國家圖書館出版品預行編目資料

不生病的真相：神奇的細胞平衡修復法 / 邱小益著.
　-- 初版. -- 新北市：金塊文化, 2014.09
　224面；17x23公分. -- (實用生活；14)
　ISBN 978-986-90660-4-4(平裝)
　　1.健康法 2.生活指導
　411.1　　　　　　　　103016931